Yousra Fakhfakh
Imen Frikha

Diagnóstico e tratamento da leucemia linfoblástica aguda

Yousra Fakhfakh
Imen Frikha

Diagnóstico e tratamento da leucemia linfoblástica aguda

ScienciaScripts

Imprint

Cover image: www.ingimage.com

This book is a translation from the original published under ISBN 978-620-6-72203-8.

Publisher:
Sciencia Scripts
is a trademark of
Dodo Books Indian Ocean Ltd. and OmniScriptum S.R.L publishing group

120 High Road, East Finchley, London, N2 9ED, United Kingdom
Str. Armeneasca 28/1, office 1, Chisinau MD-2012, Republic of Moldova, Europe
Printed at: see last page
ISBN: 978-620-8-18493-3

Conteúdo

Dedicação

Todas as letras não conseguem encontrar as palavras certas...
Todas as palavras não conseguem expressar gratidão, amor,
respeito, gratidão...

Portanto, é muito simples

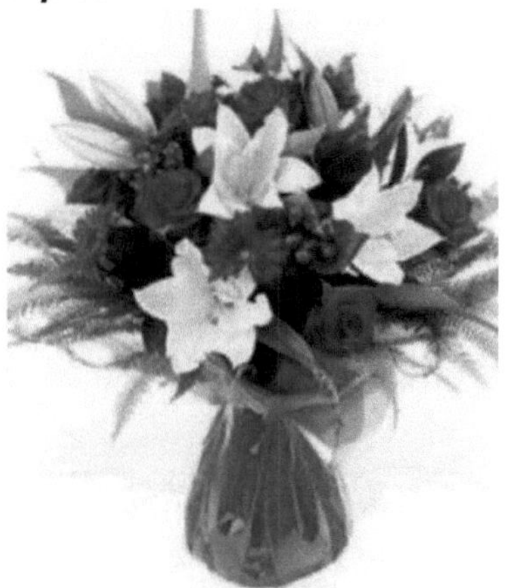

Dedico esta tese.

AO MEU QUERIDO PAI :

ABDELJALIL

Gt _S>

À pessoa que me ajudou a descobrir o tesouro inesgotável do "savoi".
De todas as pessoas que amei, tu foste a melhor,
incutiu em mim os valores nobres da vida, ensinou-me o significado do trabalho, da honestidade e da responsabilidade.
Obrigado por estares sempre ao meu lado, um grande apoio durante os meus estudos.
os meus estudos. Foste e serás sempre um exemplo a seguir pelas tuas qualidades humanas, pela tua perseverança e pelo teu perfeccionismo.
qualidades humanas, a tua perseverança e o teu perfeccionismo.
As palavras nunca poderão expressar a profundidade do meu respeito, consideração, gratidão e amor eterno.
Este trabalho é o vosso trabalho, vós que me destes tanto e continuais a fazê-lo... sem nunca vos queixardes.
Gostava de poder retribuir todo o amor e devoção que nos deste mas uma vida inteira não seria suficiente. Espero que este trabalho contribua, pelo menos, para isso.

À MINHA QUERIDA MÃE:

SONIA

Tantas frases, por mais expressivas que sejam, não podem mostrar o grau de
grau de amor e afeto que sinto por ti.
Preencheste-me com a tua ternura e o teu afeto ao longo de todo o meu percurso.
viagem.
Nunca deixaste de me apoiar e encorajar ao longo dos meus anos de estudo, e estiveste sempre presente para me confortar quando precisei.
quando precisei.
Neste dia memorável, tanto para mim como para vós, permitam-me que apresente esta obra como um
como sinal da minha profunda gratidão e estima.
Que o Todo-Poderoso vos dê saúde, felicidade e vida longa para que
para que eu vos possa preencher por minha vez.

A Mon PETIT

YOUSSEF

Todas as letras não conseguem encontrar as palavras certas...

Não há palavras para exprimir o amor....

Em suma, sois a alegria da minha vida. Espero que a minha tese seja para vós

um motivo de orgulho e um exemplo a seguir.

O teu entusiasmo pela vida e o teu sorriso têm sido o melhor incentivo encorajamento que eu poderia ter.

Que Deus vos guarde e proteja.

Para o meu querido JEPOUX

MOHAMMED AYMEN

O vosso encorajamento e apoio foram a lufada de ar fresco que me revitalizou

nos momentos de dor, solidão e sofrimento.

Obrigado por estares sempre ao meu lado, com a tua presença, o teu amor e ternura, para dar sabor e sentido à nossa vida familiar.

vida familiar.

Como prova do meu amor, admiração e grande

afeto, encontrem nesta obra a expressão da minha estima

e do meu sincero apego.

Peço a Deus Todo-Poderoso que vos dê felicidade e prosperidade.

A MA CHERE SOUR

YOLDES E O SEU MARIDO AHMED

Aqueles que partilharam comigo as minhas alegrias e os meus sofrimentos

Aqueles que me enchem com o seu amor e ternura

Que esta obra seja a expressão da minha eterna e sincera fraternidade,

do meu grande amor e da minha ligação a vós.

Que Deus nos mantenha unidos e felizes e nos conceda saúde, felicidade e sucesso

.

AO MEU IRMÃO

YESSINE

Tugardes tem sempre um lugar especial no meu coração

Que encontrem nesta obra o testemunho do meu amor e da minha dedicação

anexo

Desejo-vos muitas felicidades e boa saúde

À MINHA SOGRA

TATA FATHIA

Nunca poderei expressar o respeito que tenho por ti.
As vossas orações, encorajamento e apoio foram sempre uma grande ajuda para mim.
Que Deus Todo-Poderoso vos preserve do mal, vos encha de saúde saúde e felicidade
e dar-vos uma vida longa.

EM MEMÓRIA DO MEU SOGRO

TOUAFIK

Gostava que tivesses estado lá.
Que a sua alma descanse em paz e que Deus lhe ofereça o Paraíso como lugar
de descanso eterno.

PARA A MINHA AVÓ

SOUAD

Sempre me apoiou e encorajou.
Este é o dia que esperavam com mais impaciência do que eu, e será uma oportunidade para partilhar a alegria.
É com grande prazer que vos dedico este modesto trabalho.
Que Deus vos traga saúde e felicidade.

EM MEMÓRIA DOS MEUS AVÓS

AMEUR, SADOK e LATIFA

Tenho muitas saudades tuas.
Que as vossas almas descansem em paz e que Deus vos dê a graça.

EM MEMÓRIA DA MINHA TENDA FADOUA

Sinto muito a tua falta.
Hoje ausente, estás sempre presente nas nossas conversas, sempre presente para me ouvir.
Eu teria adorado adorava ter-te lá.
Que Deus abençoe a sua alma e lhe ofereça o paraíso como seu lugar de descanso eterno.
descanso eterno.

AO MEU CUNHADO NIZAR E À SUA MULHER ABIR

E O SEU FILHO TAOUFIK

Como prova do meu profundo apego
e gratidão por toda a vossa ajuda e apoio
, que Deus nos mantenha unidos e nos conceda saúde, felicidade e sucesso.

À MINHA BELA SO.URLOBNA, AO SEU MARIDO MOHAMMED
E OS SEUS FILHOS MOHAMMED, MAHDI E MALEK

Que esta obra seja a expressão de uma fraternidade sincera e eterna,
do meu grande amor e apego
Que Deus nos mantenha unidos e nos conceda saúde, felicidade e sucesso.

A

OS MEUS TIOS E AS SUAS MULHERES

AS MINHAS TENDAS E OS SEUS CÔNJUGES

TODOS OS MEUS COLEGAS

PARA TODA A FAMÍLIA

FAKHFAKH

ZOUARI

DERBEL

Através desta obra, exprimo-vos todo o amor e respeito que vos devo.
Devo-vos.

AOS MEUS QUERIDOS AMIGOS

Asma koubaa e o seu marido Nizar e o seu filho Youssef,
Hela e o seu marido Ali e a sua filha Mariem,
Sameh e o seu marido Slim e a sua filha chahd,
Nihel e o seu marido Omar e a sua filha Lina,
Wafa e o seu marido Mohammed e os seus filhos,
Ines e o seu marido e os seus filhos,
Rahma Mallek e o seu marido e os seus filhos.

AOS MEUS QUERIDOS AMIGOS

Abir Miled, Rachid Kharrat, Neder Slema, Nedia Ameur, Tarak ben Jmeaa, Imen Abdelli, Sana Ennouri, Syrine Sgaier, Abir Derbel, Zeineb Mlayah.

Agradecimentos

O nosso Mestre e Presidente do Júri
Caro Professor
MOEZ ELLOUMI
Diretor do serviço de hematologia
do Hospital Universitário Hedi Chafer de Sfax
Está a dar-nos uma grande honra ao aceitar a Presidência.
do júri para a nossa tese.
Os seus conselhos foram preciosos para nos ajudar a concluir este projeto.
Enriqueceram-nos com os vossos valiosos ensinamentos e experiência,
Sempre o admirámos e respeitámos,
a sua grande modéstia e as suas grandes qualidades humanas
O vosso rigor científico, a vossa consciência profissional
e as vossas competências pedagógicas tocaram-nos profundamente.
Esta modesta obra é a expressão da nossa
profunda estima e da nossa sincera gratidão.
O nosso Mestre e juiz
Professor
Sondas Hdiji
Serviço de hematologia
do Hospital Universitário Hedi Chaker de Sfax.

Deu-nos a grande honra de aceitar julgá-los.
O vosso conhecimento rico e profundo, a vossa vasta experiência
e o vosso rigor científico terão uma influência benéfica em cada um dos vossos discípulos.
em todos e cada um dos vossos discípulos.
Durante todos os cursos, pudemos apreciar as vossas qualidades exemplares,
as vossas qualidades humanas e profissionais, a vossa seriedade, a vossa dedicação e a vossa
extrema bondade.
Queira aceitar esta carta como expressão do meu respeito e da minha gratidão.
O nosso Mestre e Juiz
Professor *areg-*
Hela Mnif

Centro Regional de Transfusão de
Sangue de Sfax
Deu-nos a grande honra de aceitar julgá-los.
A vossa extrema simpatia e conhecimento sempre nos impressionaram.
Sempre nos inspirou respeito e admiração pelas suas elevadas
qualidades humanas e profissionais, a sua integridade e a sua procura do melhor.
O nosso Mestre e Professor Jugf agregf
Moez Medhaffar
Departamento de Fhematologia
, CHU Hedi Chaker, Sfax.
Deu-nos a grande honra de aceitar julgá-los.
Tivemos a sorte de estar entre os seus alunos e de poder beneficiar dos seus grandes conhecimentos. A sua competência, a sua busca constante da perfeição, a sua bondade e
e a sua modéstia mereceram a nossa admiração.
Nestas poucas linhas, gostaríamos de expressar a nossa sincera gratidão e o nosso profundo
respeito.
Esta obra é o testemunho do nosso profundo respeito e da nossa
sincera gratidão.
O nosso Mestre e Juiz
Professor *agregf*
Nour Abdeljlil
Centro nacional de transplante de medula
Osso de Túnis

Ao aceitarem julgar esta modesta obra, estão a dar-nos a maior honra.
Esta obra é a expressão da nossa grande estima
e da nossa
profunda gratidão.

A

O nosso Mestre e diretor destas
Caro Doutor
Imen Frikha
Departamento de Hematologia
, CHU Hedi Chaker - Sfax
Foi uma grande honra para nós ter aceite a direção deste trabalho e
ter-nos orientado ao longo de todo o processo.
Os vossos conselhos e instruções preciosas, sempre dados com a maior simpatia
permitiram-nos desenvolver este trabalho.
A sua paciência, a sua modéstia, a sua disponibilidade constante, as suas qualidades

respeito e admiração.

Os vossos esforços incansáveis para alcançar uma perfeição cada vez maior tocaram os nossos corações.

Junto envio o testemunho do nosso grande respeito, imensa admiração e profunda gratidão.

A

Professor Hatem Bellaaj

Professora Olfa Kasssar

Dr. Manel Ghorbel

Dr. Feten Kallel

Dra. Maha Charfi

Dr. Imen Ben Amor

A

Todo o pessoal paramédico e médico

Do serviço de hematologia clínica de Sfax

De carcinologia médica de Sfax

e do centro regional de transfusão de sangue

Que encontrem nestas palavras os meus melhores votos de felicidade e sucesso.

Todos os meus mestres

Do serviço de dermatologia de Sfax

Do serviço de doenças infecciosas de Sfax

Serviço cardiovascular de Sfax

Serviço de ginecologia e obstetrícia de Sfax

Serviço de neonatologia de Sfax Serviço de radiologia de Sfax

Bem como

Todo o pessoal paramédico destes serviços

Por favor, encontre aqui Γ expressão do meu sincero respeito

1 Introdução

A leucemia linfoblástica aguda (LLA) é uma proliferação clonal desenvolvida a partir de uma célula linfoide bloqueada numa fase precoce de diferenciação (1). As principais consequências desta proliferação são o desenvolvimento de insuficiência medular, que pode estar associada a neutropenia febril, síndrome anémica e síndrome hemorrágica, e o aparecimento de uma síndrome tumoral (2).

A LLA é o cancro mais comum nas crianças (3), embora seja relativamente rara nos adultos, com uma incidência de 1 caso novo/100.000 habitantes/ano (4). Os factores de prognóstico foram bem definidos, incluindo a t(9,22), que é a anomalia citogenética mais frequente com um mau prognóstico em adultos. De facto, a LLA phi+ representa 3% da LLA infantil e a sua incidência está a aumentar constantemente, atingindo 20-30% na idade adulta e 50% a partir dos 50 anos.

O prognóstico da LLA no adulto melhorou consideravelmente nos últimos 20 anos, graças a uma melhor estratificação do prognóstico e à utilização de novas terapêuticas adaptadas aos factores de prognóstico (5,6). No entanto, o prognóstico permanece reservado, com uma probabilidade de sobrevivência prolongada de 30-40%, em contraste com a LLA infantil, que tem uma sobrevivência global de cinco anos de 80-90% (5,6).

No nosso centro, o departamento de hematologia do Hospital Universitário Hedi Chaker em Sfax, o tratamento da LLA baseou-se na administração de poliquimioterapia de acordo com os protocolos franceses LALA 76, LALA 87 e HPS 89. Uma primeira avaliação foi efectuada em 1999 num estudo de *S. Nasf* (7), que mostrou resultados inadequados em comparação com as várias séries da literatura, com um SO a 5 anos e um seguimento a 5 anos de 14% e 12%, respetivamente. Com o objetivo de melhorar os nossos resultados, foi utilizado o protocolo LALA 94 a partir de 1996, tendo sido efectuada uma avaliação em 2003, no âmbito de um estudo multicêntrico, que ainda apresentou resultados decepcionantes, com um SO de cerca de 20% (8). Desde então, têm sido utilizados protocolos terapêuticos franceses inspirados em protocolos pediátricos, nomeadamente GRAALL/ GRAAPH 2003 e 2005.

Através de um estudo retrospetivo de 49 casos de LLA em adultos seguidos no departamento de hematologia de Sfax e tratados de acordo com um protocolo inspirado no GRAALL / GRAAPH durante o período de 2004 a 2015, estudamos :

- Perfil epidemiológico, clínico e biológico da LLA no sul da Tunísia.
- Os resultados terapêuticos destes protocolos inspirados em GRAALL / GRAAPH durante este período.
- Sobrevivência global, sobrevivência livre de eventos e sobrevivência livre de recaídas e determinação dos factores de prognóstico.
- Propor uma nova versão do protocolo de tratamento para a LLA em adultos no sul da Tunísia.

2 Doentes e métodos

1 Doentes

O nosso estudo é retrospetivo e incidiu sobre todos os doentes com idades compreendidas entre os 20 e os 56 anos com leucemia linfoblástica aguda de novo diagnosticada no serviço de hematologia do Hospital Universitário Hedi Chaker de Sfax e tratados de acordo com um protocolo inspirado em GRAALL / GRAAPH 2003 e 2005, durante um período de 12 anos, de janeiro de 2004 a dezembro de 2015.

2 Métodos

Foi concebido um formulário para recolher dados epidemiológicos, clínicos, biológicos, terapêuticos e evolutivos.

2.1 Dados epidemiológicos

Para cada paciente, especificámos a idade, o sexo, o mês e o ano de diagnóstico, bem como a província de origem.

2.2 Dados clínicos

Procurámos isso nos nossos doentes:

- A presença de uma síndrome tumoral: adenopatias, esplenomegalia, hepatomegalia.
- Lesões do sistema nervoso central: clínicas e/ou biológicas.

[6]O envolvimento do SNC é definido pela presença de paralisias dos nervos cranianos ou outro envolvimento neurológico significativo e/ou pela presença de células leucémicas no líquido cefalorraquidiano e/ou pela presença de células mononucleares maiores ou iguais a 5*10 /l associadas a células blásticas numa amostra centrífuga de LCR (9).

- Envolvimento testicular: por exame clínico (+/- transiluminação) e, se houver dúvidas quanto ao diagnóstico, será pedida uma ecografia testicular ou uma ressonância magnética.
- Sinais de insuficiência medular: a síndrome anémica, a síndrome hemorrágica e a síndrome infecciosa com os diferentes focos possíveis.

2.3 Dados biológicos

2.3.1 ***Hemograma com esfregaço de sangue***

[33]Efectuado em todos os doentes para determinar os glóbulos brancos (WBC)/mm , a hemoglobina (Hb) em g/dL e a contagem de plaquetas (Pq)/mm . O esfregaço é efectuado depois de uma gota de sangue ter sido espalhada entre a lâmina e a lamela. Após coloração com o corante May-Grunwald-Giemsa, é utilizado para visualizar a infiltração sanguínea por blastos e para descrever a sua morfologia. É efectuada no laboratório de hematologia do Hospital Universitário Habib Bourguiba de Sfax.

2.3.2 ***Avaliação da hemostase***

PT, aPTT, Fg e D-dímero para detetar DIC.

2.3.3 ***Equilíbrio bioquímico***

Ionograma sanguíneo, níveis de lactato desidrogenase (LDH), ureia, creatinina, uricemia, níveis de cálcio e fósforo para verificar a síndrome de lise tumoral.

2.3.4 *Mielograma*

O mielograma foi analisado no laboratório de hematologia do Hospital Universitário Habib Bourguiba em Sfax, confirmando o diagnóstico de AL e mostrando uma infiltração blástica >20%. A natureza linfoide dos blastos foi confirmada pela ausência de granulações citoplasmáticas e pela atividade citoplasmática da mieloperoxidase (MPO) em menos de 3% dos blastos.

2.3.5 *Imunofenotipagem de células blásticas*

2.3.5.1 *Citometria de fluxo*

A amostra de medula óssea ou de sangue periférico, em caso de aspiração medular difícil, é recolhida num tubo com heparinato de lítio e conservada à temperatura ambiente.

A análise por citometria de fluxo foi efectuada sistematicamente em diferentes laboratórios, consoante o período: Instituto Pasteur de Tunes, laboratório de hematologia do Hospital Aziza Othmana de Tunes e CRTS de Sfax.

O diagnóstico de LLA B ou T é determinado de acordo com os critérios EGIL (Quadro I).

Tabela I: Classificação EGIL da LLA.

Toutes les LAL B ont au moins 2 des 3 Ag suivants : CD19+, CD22+ (s ou c), cCD79a+			
	CD10	cμ	s Ig
B-I (pro-B)	-	-	-
B-II (common ALL)	+	-	-
B-III (pré-B)	±	+	-
B-IV (mature B)	±	±	+

Pour affirmer le caractère T : cCD3+				
Ensuite on peut classer en 4 stades :	**CD7**	**CD2 et/ou CD5 et/ou CD8**	**CD1a**	**sCD3**
T-I (pro-T ou early T)	+	-	-	-
T-II (pré-T)	+	+ (au moins un)	-	-
T-III (thymocytes communs, corticaux, intermédiaires)	±	+ (au moins un) CD4+ et CD8+		±
T-IV (mature T) Groupe a : TCR % + Groupe b : TCR % +	±	+ (au moins un) CD4+ ou CD8+	-	+

Remarque : TI et TII sont parfois regroupés = thymocytes immatures ou prothymocytes.
c : cytoplasmique ; s : de surface ; Ig : immunoglobuline ; μ : chaîne lourde μ

Nota: Π e *TH são agrupados = timócitos imaturos ou protimócitos, c: citoplasmático;* s: *superfície; Ig: imunogtobulina;* u: *cadeia pesada* p

2.3.5.2 *Biópsia óssea*

A análise histológica e o estudo imunohistoquímico são efectuados se a aspiração medular for difícil. Este estudo é efectuado no laboratório de anatomia patológica do Hospital Universitário Habib Bouguiba de Sfax.

2.3.6 *Cariótipo convencional*

Efectuada na medula óssea ou no sangue, em caso de aspiração medular difícil, num tubo de heparinato de lítio e analisada no laboratório de citogenética do CHU Farhat Hached Sousse. Este método é utilizado para detetar eventuais anomalias cromossómicas clonais em número e/ou estrutura. O método FISH não foi utilizado na nossa série.

2.3.7 ***Pesquisa do transcrito bcr-abl***

Efectuada na medula óssea ou no sangue, se a aspiração medular for difícil, num tubo com EDTA e analisada no laboratório de hematologia do Instituto Pasteur de Tunes pelo método RT-PCR.

2.3.8 ***Estudo do líquido cefalorraquidiano***

Realizado de forma sistemática no primeiro dia da pré-fase para procurar lesões neuromeníngeas iniciais, com exames citológicos, químicos, bacteriológicos e patológicos.

2.3.9 ***Tipagem HLA***

Realizado no laboratório de imunologia do CHU Hedi Chaker em Sfax, em busca de um dador HLA geno-idêntico para pacientes com um grupo de alto risco (RE) e com idade < 50 anos.

2.3.10 ***Radiografia do tórax***

Realizada sistematicamente como parte do diagnóstico para procurar uma massa mediastínica, envolvimento pleural ou um foco infecioso.

2.4 Tratamento

As LLAs não phi+ são tratadas de acordo com:

- O protocolo tunisino, inspirado no protocolo francês, GRAALL 2003 entre janeiro de 2005 e maio de 2009 (Anexo N°1).
- O protocolo tunisino, inspirado no protocolo francês, GRAALL 2005 entre junho de 2009 e dezembro de 2015 (Anexo 2).

O protocolo GRAALL 2003 baseia-se numa combinação de poliquimioterapia da seguinte forma:

J O tratamento de indução, comum aos grupos de risco padrão (STD) e de alto risco (RE), baseia-se numa combinação de Dexametasona, 4 injecções de Oncovin, 4 injecções de DNR, 6 injecções de Asparaginase, 4 PL com injeção intratecal e G-CSF a partir de D17.

S Para o grupo STD :

- Cura IB.
- Tratamento intermédio.
- Reindução e reconsolidação (IIA e IIB).
- Radioterapia do encéfalo.
- Tratamento de manutenção.

S Para o grupo RE :

S Blocos B1-B2-B3, B1-B2-B3 com 15 dias de intervalo.

S Reindução e reconsolidação (IIA e IIB).

S Blocos B1-B2-B3 com 15 dias de intervalo.

S Radioterapia do encéfalo.

S Tratamento de manutenção.

S Transplante alogénico de medula óssea em indivíduos com menos de 40 anos tratados de acordo com o grupo RE e com um dador HLA genoidêntico.

O protocolo GRAALL 2005 baseia-se nos mesmos princípios que o protocolo GRAALL 2003, com as seguintes diferenças

²S Tratamento de indução: o mesmo esquema, com a adição de duas doses adicionais de Endoxan numa dose de 500 mg/m em D8 e D15.

S Alargamento da indicação de transplantes alogénicos de medula óssea a doentes com idade inferior a 50 anos.

ereeme**O tratamento da LLA phi+** baseia-se numa combinação de quimioterapia e TKIs de acordo com o protocolo tunisino inspirado no GRAAPH 2005 (Anexo 4) (Imatinib em 1 intenção e mudança de TKI de 2 geração no caso de uma resposta não óptima ou de um aumento do rácio BCR-ABL sob tratamento):

S O tratamento de indução baseia-se numa combinação de imatinib 800mg/d, dexametasona, 3 injecções de Oncovin e 3 LPs.

²S O tratamento de consolidação baseia-se numa combinação de Imatinib 800mg/d, metotrexato (1g/m), aracytin em dose elevada (HD) e uma PL com injeção intratecal.

J Uma interfase pré-transplante seguida de um aloenxerto para doentes com idade inferior a 50 anos com um dador HLA genotípico.

J Para os doentes sem dador HLA: quimioterapia de manutenção com cursos que combinam Imatinib com quimioterapia do tipo Hyper CVAD, RT profiláctica do encéfalo até C2 e tratamento de manutenção.

2.4.1 *Avaliação terapêutica*

2.4.1.1 *Resposta pré-fase*

É avaliada em doentes com LLA não phi+. Baseia-se na determinação da taxa absoluta de blastos no esfregaço sanguíneo efectuado no D8 de uma corticoterapia (dexametasona) com injeção intratecal (IT) de metotrexato (MTX) no D1:

J A corticosensibilidade é definida por uma taxa de blastos <1.000/mm³

³ J A corticorresistência é definida como uma taxa de blastos >1.000/mm (também conhecida como má resposta à corticoterapia).

2.4.1.2 *Quimiossensibilidade*

É avaliada em doentes com LLA não phi+. Baseia-se na determinação da taxa de blastos no esfregaço medular efectuado no D15 da indução.

A quimiorresistência após 15 dias de quimioterapia é definida como :

J Uma taxa de >5% de blastos no mielograma D 15 em medula de riqueza média ou normal, ou blastose significativa em medula de riqueza pobre ou deserta.

J E/ou por uma redução de menos de 75% da síndrome do tumor periférico.

2.4.1.3 *Remissão completa*

A remissão completa é avaliada entre D30 e D35, tanto para LLA não phi+ como para LLA phi+, ou seja, no final da aplasia após o tratamento de indução.

É definido por :

S O desaparecimento de todos os sinais clínicos da doença.

³S Restauração da atividade hematopoiética normal com uma contagem de PNN

>1.000/mm e uma contagem de plaquetas >100.000/mm^3

S Uma taxa de blastos inferior a 5% no mielograma com uma medula de riqueza normal em que todas as linhas estão representadas.

S Desaparecimento das anomalias citogenéticas inicialmente encontradas.

2.4.1.4 ***Insucesso terapêutico:***

Se um ou mais elementos que definem a remissão completa estiverem em falta.

2.4.1.5 ***Definição dos grupos de risco :***

A estratificação dos nossos casos de LLA em grupos de risco, de acordo com os protocolos GRAALL 2003 e 2005, está detalhada na Tabela II. Ela se baseia nos seguintes critérios:

- Contagem de glóbulos brancos no momento do diagnóstico.
- Imunofenotipagem B ou T e grau de maturidade.
- Cariótipo.
- Envolvimento cerebromeningeal.
- Resposta pré-fase.
- Resposta após 15 dias de quimioterapia.
- Obtenção de RC no final do tratamento de indução.

Tabela II: Estratificação terapêutica em grupos de risco de acordo com os protocolos GRAALL tunisinos de 2003 e 2005.

	GRAALL 2003	GRAALL 2005
Risco padrão (STD)	Sem fator ER	Sem factores de ER
Alto risco (ER)	- Apenas 1 dos seguintes factores: - LALB - ›LLA com leucócitos>100.000/mm . - ALL imatura (TI, TII de EGIL) - 1 (4,11) ou anomalia 11q23. - 1 (1,19), hipo diploi'die, pres triploi'die, cariótipo complexo (> 5 anomalias) - Neuromeningite. - Corticoresistência em D8. - Quimioresistência em D15. - Sem RC após o tratamento de indução.	- Apenas 1 dos seguintes factores: - ›LALB com leucócitos>30 000/mm . - ›LLA com leucócitos>100.000/mm . - LAL pro B - Comum LAL B. - LALT imaturo. - 1 (4,11) ou anomalia 11q23. - Neuromeningite. - Cortico-resistência em D8. - Quimioresistência em D15. - Sem RC após o tratamento de indução.
Grupo LAL phi+	Se t(9,22) e/ou bcr-abl positivo (resultado antes de D8).	

2.4.2 ***Tratamento de apoio :***

- Os testes de monitorização hematológica e bioquímica são efectuados sistematicamente duas vezes por semana durante o tratamento de indução.
- O G-CSF foi administrado sistematicamente numa dose de 5 jarros/kg/d a partir do dia 17 do tratamento de indução e 24 a 48 horas após o fim da quimioterapia para os

blocos de consolidação B1, B2 e B3.

- Consoante a disponibilidade, os nossos pacientes são tratados em quartos de isolamento convencionais ou em quartos com 2 camas.
- [3]Todos os nossos doentes beneficiaram de hiper-hidratação alcalina, de tratamento hipouricémico durante a indução, de tratamento antiemético e de transfusões de concentrados de glóbulos vermelhos se o nível de hemoglobina fosse inferior a 8g/dL e de concentrados de plaquetas se o nível de plaquetas fosse inferior a 10.000 elt/mm e/ou na presença de uma síndrome hemorrágica.
- A antibioticoterapia de largo espetro foi prescrita se a temperatura fosse >38,2°C numa única dose ou >38°C em 2 ocasiões. Baseava-se numa combinação de Ceftazidima ou Imipenem com Amicacina. A anfotericina é reservada para os casos de infeção fúngica suspeita e/ou documentada, enquanto o voriconazol é prescrito para a aspergilose pulmonar.
- A descontaminação digestiva com antibióticos não absorvíveis não é utilizada no nosso estudo.
- A cateterização venosa central sistemática antes de cada ciclo de quimioterapia não é prática corrente no nosso departamento.
- A alimentação dos nossos doentes baseia-se numa dieta protegida.

3 Toxicidade terapêutica:

É classificada de acordo com a classificação da Organização Mundial de Saúde (OMS) (anexo 4).

4 Estudo dos óbitos:

Estudámos os óbitos, nomeadamente os que ocorreram no momento da indução e durante o tratamento de consolidação.

5 Estudo das recaídas:

A recidiva medular é definida como o reaparecimento de sinais clínicos da doença e/ou blastos circulantes no sangue e/ou um aumento da percentagem de blastos medulares após um período de remissão completa.

A recidiva neuromeníngea é definida pelo aparecimento de sinais clínicos e/ou biológicos neuromeníngeos.

6 Estudos de sobrevivência:

A data de fecho dos dados foi fixada em 31 de dezembro de 2017.

> **Sobrevivência global (OS)**: é o período entre a data de diagnóstico e a data de corte dos dados, ou seja, 31/12/2017, ou a data de morte.

> **Sobrevivência sem recidiva (RFS)**: é o período entre a data de RC e a data de recidiva ou a data de corte dos dados.

> [er]**Sobrevivência livre de eventos (EFS):** é o período entre a data de diagnóstico e 1 evento (recidiva ou morte) ou a data de corte dos dados, ou seja, 31/12/2017.

7 Análise estatística:

A análise estatística foi efectuada com recurso ao software SPSS20.

> **Estudo de correlações :**

O teste Chi2 (X2) e o teste de Kendal foram utilizados para estudar as correlações.
O teste Chi2 é utilizado para variáveis qualitativas binárias e o teste X2 corrige um número teórico de doentes inferior a 5.
Utilizámos o teste de Kendal quando uma variável é ordinal.

> **Estudos de sobrevivência :**

O método de Kaplan-Meier foi utilizado para estudar a sobrevivência.

> **Estudo dos factores de prognóstico :**

O teste de Logrank e a regressão logística foram utilizados para estudar os factores de prognóstico.

3 Resultados

No primeiro capítulo, estudamos as caraterísticas epidemiológicas, clínicas e biológicas dos doentes tratados para leucemia linfoblástica aguda phi+ e não phi+. No segundo capítulo, detalhamos os resultados terapêuticos do grupo de doentes tratados para LLA não phi+ e do grupo de doentes com LLA phi+ separadamente.

1 Dados epidemiológicos

1.1 Recrutamento anual

Recrutámos 49 doentes com LLA phi+ e não phi+ ao longo de 12 anos, ou seja, um recrutamento anual de 4 casos com extremos de 1 a 8 casos/ano (Figura 1).

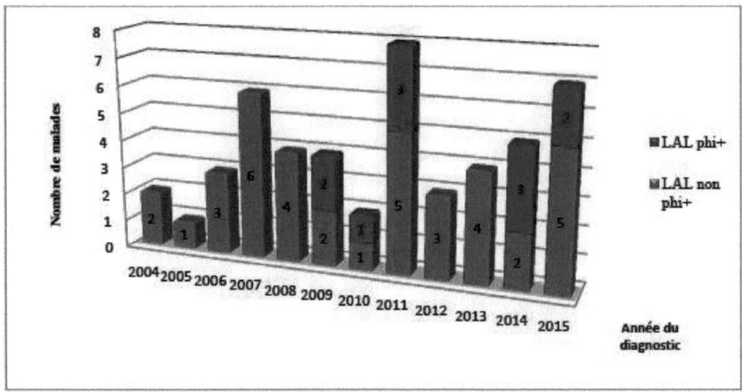

Figura 1: Número de casos de LLA em adultos por ano.

1.2 Recrutamento mensal

A distribuição dos nossos casos por mês de diagnóstico é apresentada na Figura 2. A variação do número mensal de casos não foi estatisticamente significativa (p = 0,223).

A distribuição dos nossos casos manteve-se estável durante as 3 estações primavera, inverno e verão (entre 13 e 15), enquanto o número de casos diminuiu quase para metade durante o outono (Figura 2).

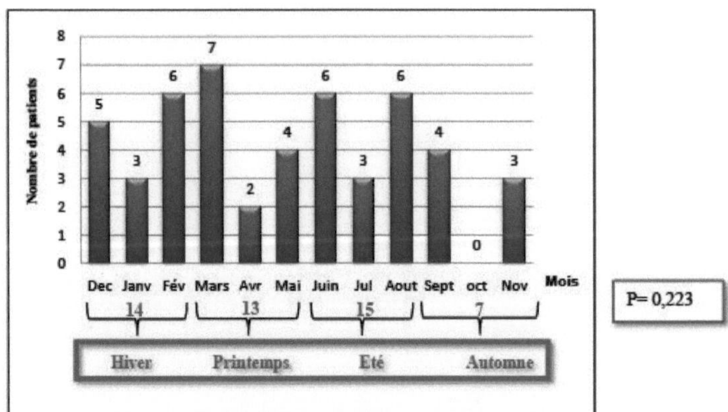

Figura 2: Número de casos de LLA em adultos por mês.

1.3 Género

Vinte e três doentes eram do sexo masculino (47%) e vinte e seis do sexo feminino (16%).

do sexo feminino (53%), com um rácio entre os sexos de 0,88 (Figura 3).

❖ Relativamente aos doentes com LLA não phi+: vinte eram do sexo masculino (53%) e dezoito do sexo feminino, com um rácio entre sexos de 1,1.

❖ Relativamente aos doentes com LLA phi+: três eram do sexo masculino (27%) e oito do sexo feminino, com um rácio entre sexos de 0,37.

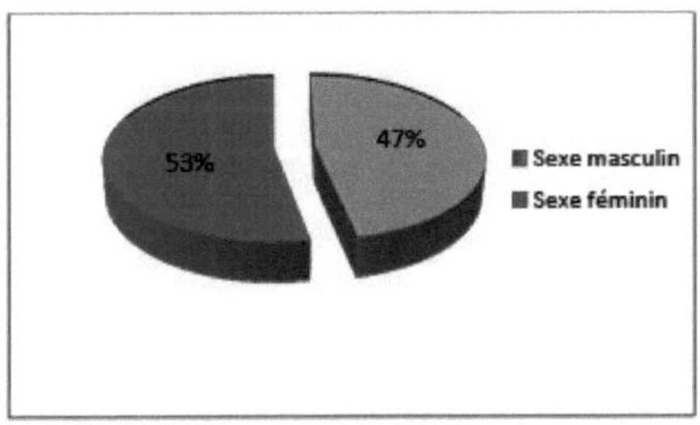

Figura 3: Distribuição por género dos doentes com LLA.

1.4 Idade :

A idade mediana ao diagnóstico dos nossos doentes foi de 42 anos, com extremos que variaram entre 20 e 56 anos: a idade mediana foi de 42 anos (extremo 27-56 anos) para os doentes com LLA não phi+ e de 38 anos (extremo 20-55 anos) para os doentes com LLA phi+.

Observámos uma maior frequência no grupo etário dos 31-35 anos e no grupo etário dos 46-50 anos (Figura 4). Vinte e sete doentes (55%) tinham mais de 40 anos.

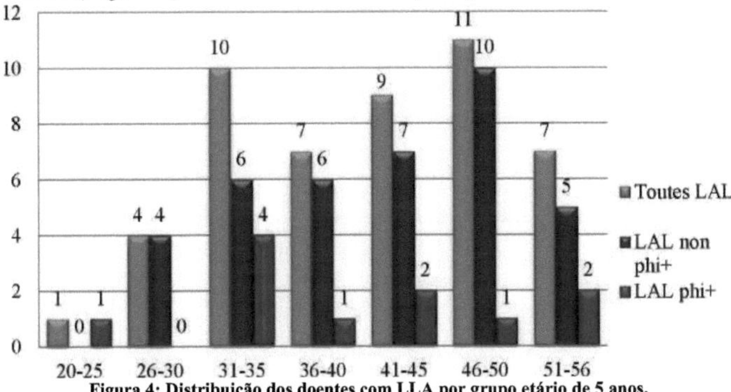

Figura 4: Distribuição dos doentes com LLA por grupo etário de 5 anos.

1.5 Origem geográfica:

A distribuição dos nossos doentes de acordo com a sua origem geográfica é pormenorizada da seguinte forma (Figura 5).

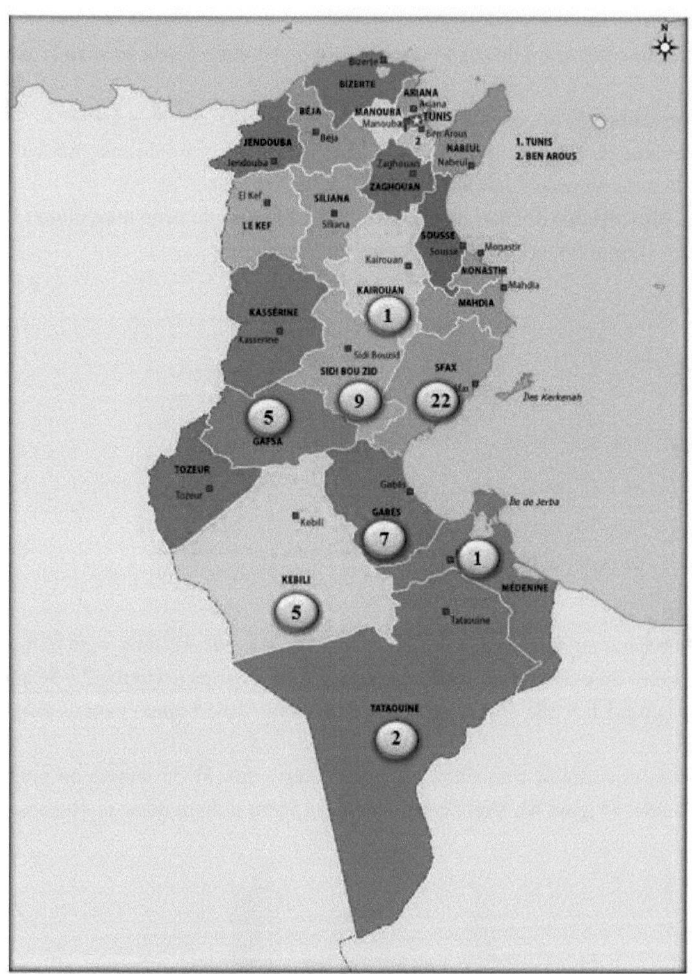

Figure 5: Repartição dos doentes por origem geográfica.

2 Dados clínicos

2.1 Motivo da consulta

A síndrome anémica foi o motivo de consulta mais frequente em 29 doentes (59%), seguida da síndrome infecciosa (11 doentes, 22%) e da síndrome hemorrágica (11 doentes, 22%). A síndrome tumoral foi o motivo de consulta em 7 doentes (19,5%).

2.2 Prazo de consulta :

O tempo médio de consulta foi de 30 dias, com extremos que variaram de 3 a 90 dias (Figura 6).

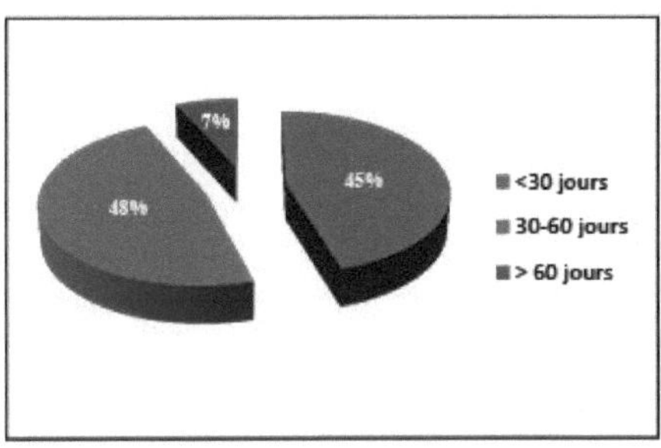

Período de consulta em dias.

2.3 Exame clínico

2.3.1 *Síndrome de insuficiência medular*

Uma síndrome de insuficiência medular estava presente em 43 doentes, ou seja, 88% dos casos: uma síndrome anémica em 41 doentes (84%), uma síndrome hemorrágica em 13 doentes (26%) e uma síndrome infecciosa em 16 doentes (32%). Foi identificado um foco infecioso em 11 doentes. Os locais mais frequentes foram o otorrinolaringológico, o pulmonar e o cutâneo em 36%, 27% e 18%, respetivamente.

2.3.2 *Síndrome tumoral*

Foi observada uma síndrome tumoral em 31 doentes (63%). Consistia em adenopatias isoladas em 35,5% e em esplenomegalia isolada em 22,5% (quadro nº III).

O alargamento do mediastino foi encontrado em 8 casos, ou seja, 16% dos casos.

Tabela III: Localização da síndrome tumoral nos nossos doentes.

Localização	Número de doentes (%)
ADP isolado	11 (35,5)
SMG	7 (22,5)
HMG	1 (3,5)
ADP+ SMG	7 (22,5)
ADP+ HMG	1 (3,5)
SMG+ HMG	2 (6,5)
ADP+ SMG+ HMG	2 (6,5)
Total	31 (100%)

2.3.3 *Danos no sistema nervoso central:*

O envolvimento inicial do sistema nervoso central foi observado em 3 doentes (5%), clínico em 2 e biológico em todos.

No caso do doente cujo LCR não revelou blastos, foi efectuada uma ressonância magnética cerebral, que revelou paquimeningite.

As caraterísticas clínico-biológicas destes 3 doentes são descritas em pormenor no quadro IV:

Tabela IV: Caraterísticas clínicas e biológicas dos doentes com doença neuromeníngea inicial.

Idade (anos)	Género	IPT	GB /mm3	Cariótipo	Clínica	QCA

32	M	T	3800	Normal (Nle)	Paralisia do VI direito, síndrome cerebelar, hipoestesia do arco	Hiper proteinorraquia Sem blastos
53	M	B	7800	Nle	Normal	Presença de blastos
29	M	T	4900	Não informativo (NI)	Hipoestesia do arco da VI paralisia esquerda	Presença de blastos

2.3.4 ***Danos nos testículos :***

Nenhum doente foi diagnosticado com envolvimento testicular.

3 Caraterísticas biológicas :

3.1 Hemograma :

3.1.1 ***Leucocitose inicial:***

[3] [33]A mediana da contagem de glóbulos brancos nos nossos doentes foi de 10.000/mm (extremo 560/mm -385 600/mm).

[33]A leucocitose inferior a 30 000/mm foi registada em 35 doentes (72%), oito doentes (16%) tinham leucocitose entre 30 000 e 100 000 e a hiperleucocitose >100 000/mm foi registada em 6 casos (12%) (Figura 7).

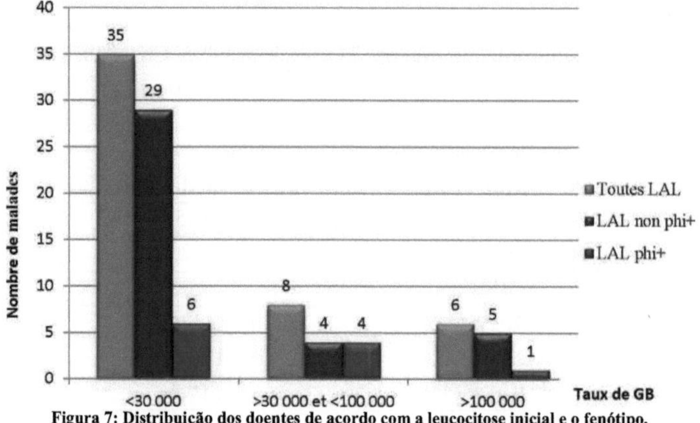

Figura 7: Distribuição dos doentes de acordo com a leucocitose inicial e o fenótipo.

3.1.2 ***Blastose sanguínea:***

A blastose sanguínea foi observada em 38 doentes (77%), com a percentagem de blastos no sangue a variar entre 2% e 99% (mediana de 25%).

3.1.3 ***Níveis de hemoglobina:***

O nível mediano de hemoglobina foi de 7,5 g/dL com extremos de 2,4 g/dL a 14,6 g/dL. Um nível de hemoglobina < 10 g/dL foi encontrado em 36 pacientes (73%).

3.1.4 ***Número de bolachas:***

[33]A mediana da contagem de plaquetas foi de 40.000/mm3 (variando de 3.000/mm a 341.000/mm). A trombocitopenia foi observada em 43 doentes, ou seja, 87% dos casos. A trombocitopenia foi inferior a 50.000 em 59% dos casos.

3.2 Controlo da hemostase:

A DIC biológica foi observada em apenas um doente (2%).

3.3 Síndrome de lise tumoral

A síndrome de lise tumoral espontânea ocorreu em cinco doentes (10%), três dos quais tinham níveis de leucócitos >100 G/L.

3.4 Mielograma:

Foi efectuada em todos os doentes, mostrando uma infiltração blástica > 20% em todos os casos.

3.5 Imunofenotipagem:

A LPT por citometria de fluxo foi efectuada em 44 doentes (90% dos casos) e por BOM com estudo imunohistoquímico em 5 doentes (10% dos casos).

No final deste estudo, a LLA de fenótipo B foi encontrada em 32 casos (65%), a LLA de fenótipo T em 16 casos (33%) e a leucemia aguda bifenotípica (B + mieloide) num caso (2%) (Quadro V).

Todas as LLA phi+ eram de fenótipo B (incluindo 8 LLA B comuns, uma LLA pré-B e uma LLA bifenotípica).

Tabela V: Distribuição fenotípica dos nossos doentes com LLA.

	LAL B (%)	LAL T (%)	LA bifenotípica (%)	Total
Não-phi+ TODOS	22 (58)	16 (42)	0	38
LAL phi+	10 (90)	0	1 (10)	11
Total	32 (65)	16 (33)	1(2)	49

3.6 Estudo citogenético:

O estudo citogenético efectuado em 47 doentes, ou seja, 90% dos casos, só foi conclusivo em 33 doentes.

Destes 33 cariótipos, 16 (49%) eram normais, enquanto foram encontradas anomalias citogenéticas em 17 casos (51%). T (9,22) foi encontrado em 6 casos (Figura 8).

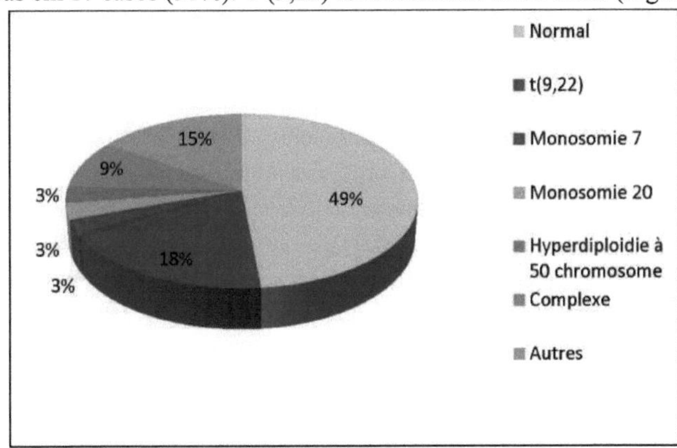

Figura 8: Distribuição das anomalias citogenéticas nos doentes.

3.7 Biologia molecular:

O teste do transcrito Bcr-Abl foi efectuado em 45 doentes. Foi positivo em 10 casos (22%). Um doente tinha t (9,22) com um transcriptor Bcr-Abl negativo.

O tipo de transcrição foi e1a2 em 7 casos, b3a2 em 2 casos e b2a2 em 1 caso: ou seja, p190 em 7 casos e p210 em 3 casos.

4 Resultados terapêuticos :

4.1 Distribuição dos nossos doentes de acordo com os protocolos de quimioterapia:

Dos 49 pacientes, apenas 46 receberam tratamento adequado:

> Um doente não foi tratado devido a comorbilidades associadas (suspeita de nódulo da tiroide, tromboflebite poplítea esquerda extensa).

> Dois doentes foram tratados fora do protocolo: um doente recebeu a pré-fase e perdeu o seguimento durante 4 meses, enquanto o segundo doente recebeu um tratamento CHOP antes da pré-fase (tratado na cidade para linfoma B, mas o diagnóstico foi posteriormente rectificado).

Os 46 pacientes tratados foram:

> LLA não phi+ tratada de acordo com o protocolo em 36 doentes.

> LAL tratado de acordo com o protocolo LAL phi+ em 10 pacientes.

O protocolo de quimioterapia utilizado é pormenorizado no Quadro VI.

Tabela VI: Protocolo de quimioterapia utilizado nos nossos doentes.

Protocolo de quimioterapia	janeiro de 2004 - maio de 2009	junho de 2009 - dezembro de 2015	
	GRAALL 2003	GRAALL 2005	GRAFICO 2005
Número de pacientes	17	19	10

4.2 Resultados terapêuticos de doentes seguidos por LLA não phi+:

4.2.1 *Resposta pré-fase:*

Foi efectuado um esfregaço no 8° dia em todos os doentes: 32 doentes eram corticosensíveis (89%) e 4 doentes eram corticoresistentes (11%).

O estudo dos factores que influenciam a resposta à pré-fase mostrou :

Na análise univariada, apenas a contagem de leucócitos (<10 000) teve uma influência significativa na resposta à pré-fase (p=0,04). A ausência de uma síndrome tumoral, o fenótipo B e a idade pareceram influenciar a resposta à pré-fase, mas não de forma significativa (p= 0,141; 0,125 e 0,287, respetivamente).

Na análise multivariada, nenhum fator influenciou significativamente a corticossensibilidade (Tabela VII).

Quadro VII: Factores que influenciam a resposta da pré-fase.

		FS<1000/mm^3 (%)	P Uni variee	P Multi-variedades
Idade	<40 anos (n=15) >40 anos (n=21)	12 (80) 20 (95)	0,287	0,547

Género	Homens (n=19) Mulheres (n=17)	17 (89,5) 15 (88)	1	0 ,998
Síndrome tumoral	Sim (n=22) Não (n=14)	18 (88) 14 (100)	0,141	0,999
GB	³<30000/mm (n=27) ³>30000/mm (n=9)	24 (75) 8 (75)	0,99	-
	³<10000/mm (n=19) ³>10000/mm (n=1?)	19(100) 13 (76,5)	0,04	0,997
	³<30000/mm (n=27) >30000 e <100000/mm³ (n=4) ³>1000000/mm (n=5)	24 (89) 4 (100) 4 (80)	0,902	-
Fenótipo	B (n=21) T (n=15)	17 (81) 15 (100)	0,125	0,997
Cariótipo	Normal (n=14) Anormal (n=10)	13 (93) 11 (70)	0,272	-

4.2.2 *Quimiossensibilidade:*

A punção esternal em D15 foi efectuada em 29 doentes: 24 eram quimiossensíveis (83%) e 5 quimiorresistentes (17%).

O estudo dos factores que influenciam a quimiossensibilidade mostrou que a corticosensibilidade teve uma influência significativa na quimiossensibilidade em D15 na análise univariada com um valor de p significativo de 0,01 (Tabela VIII).

Na análise multivariada, nenhum fator influenciou significativamente a quimiossensibilidade no dia 15.

Quadro VIII: Factores que influenciam a resposta à quimiossensibilidade.

		Quimiossensibilidade (%)	P Univarie	P Multivariedades
Idade	<40 anos (n=14) >40 anos (n=15)	11(79) 13 (87)	0,651	0,665
Género	Homens (n=17) Mulheres (n=12)	14 (82) 10 (83)	1	0,806
Síndrome do Tumor	Sim (n=20) Não (n=9)	16 (80) 8 (89)	1	0,999
GB	³<30000/mm (n=19) ³>30000/mm (n=10)	15(79) 9 (90)	0,633	-
	³<10000/mm (n=13) ³>10000/mm (n=16)	11 (85) 13(81)	1	0,999
	³<30000/mm (n=20) >30000 e <100000/mm³ (n=4) ³>100000/mm (n=5)	16 (80) 4 (100) 4 (80)	0,662	-
Corticosensibilidade	Sim (n=25) Não (n=4)	23 (92) 1 (25)	0,01	0,998
Fenótipo	B (n=15) T(n=14)	12 (80) 12 (86)	1	-
Cariótipo	Normal (n=12)	10 (83)	0,611	-

	Anormal (n=9)	^{6}(67)		

4.2.3 *Estudo da remissão completa:*

4.2.3.1 *Avaliação global :*

Quatro doentes (11%) morreram durante o tratamento de indução e antes da reavaliação.

Dos 32 doentes avaliáveis, 29 estavam em RC após um tratamento de indução, ou seja, 90% dos casos, e 1 doente estava em RC após 2 cursos de quimioterapia, ou seja, uma taxa de RC global de 93% (30 doentes). Se os doentes de indução fossem incluídos na avaliação da remissão, a taxa global de RC seria de 83%.

Dois doentes (5%) falharam o tratamento após dois cursos de quimioterapia.

As caraterísticas clínico-biológicas dos doentes que falharam um tratamento estão descritas no quadro IX.

Tabela IX: Caraterísticas dos doentes que falharam após a indução (um ciclo).

Idade (anos)	Género	Tumor Sd	GB G/L	Hb g/dL	Plq G/L	Fenótipo	Cariótipo	FS J8	PS J15	2ª Indução	2ª RC
53	M	Não	7,8	5,5	24	B	Nle	<1000	<5%	Arac+ Novantrona	Sim
29	M	Não	4,9	9	13	T	NI	<1000	<5%	Arac+ Novantrona	Não
50	M	Não	9,3	7,1	54	B	Nle	<1000	Hemo-diluído	Arac+ DNR	Não

4.2.3.2 *Estudo dos diferentes factores que influenciam a realização da RC:*

Nenhum fator influenciou significativamente a RC. O sexo, a ausência de síndroma tumoral e o protocolo de quimioterapia pareceram influenciar a remissão completa sem que a diferença fosse significativa (p=0,492; 0,131 e 0,212, respetivamente) (Tabela X).

Quadro X: Factores que influenciam a RC.

		RC (%)	P em univarie
Idade	<40 anos (n=15) >40 anos (n=17)	14 (93) 16 (94)	1
Género	Homens (n=18) Mulheres (n=14)	16 (89) 14 (100)	0,492
Síndrome tumoral	Sim (n=20) Não (n=12)	20(100) 10 (83)	0,131
	^{3}<30000/mm (n=24) ^{3}>30000/mm (n=8)	22 (92) 8(100)	1
GB	^{3}<10000/mm (n=18) ^{3}>10000/mm (n=14)	16 (89) 14 (100)	0,492
	^{333}<30000/mm (n=25) >30000 e <100000/mm (n=3) >100000/mm (n=4)	23 (92) 3(100) 4(100)	0,173
Fenótipo	B (n=18) T (n=14)	16 (94,5) 13 (93)	1
Cariótipo	Normal (n=13)	12 (92) 9(100)	1

	Anormal (n=9)		
Corticosensibilidade	<1000/mm3 (n=28) >1000/mm3 (n=4)	26(93) 4(100)	1
Quimiossensibilidade	Sim (n=22) Não (n=5)	21 (95,5) 5(100)	1
Injeção de asparaginase (ASPA)	<2 injecções (n=10) >2 injecções (n=18)	10 (100) 16 (89)	0,524
	<3 injecções (n=19) >3 injecções (n=9)	18(95) 8 (89)	1
Protocolo de quimioterapia	GRAALL 2003 (n=15) GRAALL 2005 (n=16)	13 (87) 16 (100)	0,212

4.2.4 *Estratificação terapêutica de acordo com o grupo de risco*

A estratificação dos doentes com LLA em grupos de risco é a seguinte > Grupo de risco padrão = 7 casos (20%).

> Grupo de alto risco = 29 casos (80%).

A estratificação dos 30 doentes com RC é a seguinte:

> Grupo de risco padrão = 6 casos.

> Grupo de alto risco = 24 casos, incluindo :

- LLA de fenótipo B = 15 casos
- ALL com fenótipo T = 9 casos

[3]S LAL T com leucócitos > 100 000/mm = 3 casos.

S T-ALL com fenótipo imaturo = 4 casos.

T-ALL quimiorresistente = 1 caso.

T-ALL com envolvimento neuromeníngeo = 1 caso.

4.2.5 *Estudo dos óbitos:*

Registámos 23 mortes na nossa série.

4.2.5.1 ***Defeitos de indução :***

Sete doentes (19%) morreram durante o tratamento de indução:

S Quatro morreram antes da avaliação terapêutica.

S Um doente morreu em remissão completa.

S Dois doentes falharam após 2 cursos de quimioterapia devido à progressão da doença.

O tempo entre a morte e o início do tratamento variou de 15 a 37 dias, com uma mediana de 26 dias (Tabela XI).

Tabela XI: Caraterísticas dos doentes com indução.

Idade (anos)	Género	Tumor sd	GB G/L	IPT	Gpe Ttt	Cariótipo	Quimiossensibilidade	Estado hematológico	Prazo de entrega	Causa da morte
45	F	Não	230	T	RE	Nle	Sim	NE	J 26	Choque sético
51	M	Sim	10	B	RE	NI	HD	NE	J 24	Falha do multivisor
47	M	Não	0,9	B	RE	NI	HD	NE	J 15	Choque sético
50	F	Sim	56	B	RE	Complexo	Sim	NE	J 33	OAP lesionnel

40	F	Sim	98	B	RE	Complexo	Sim	RC	J 37	Choque hemorrágico
29	M	Não	4,9	T	DST	NI	Sim	Falha	-	Evolução da doença
50	M	Não	9,3	B	RE	Nle	HD	Falha	-	Evolução da doença

*Morte devido a hemoptise profusa secundária a aspergilose pulmonar angioinvasiva.
**Hemodiluição (HD).

4.2.5.2 *Dados em consolidação :*

Três doentes (10%) morreram durante o tratamento de consolidação:

J Dois doentes pós-enxerto de medula óssea com GVH num caso e reativação da hepatite B num caso.

J Um doente faleceu durante o tratamento de manutenção para o choque sético (Quadro XII).

Tabela XII: Caraterísticas dos doentes que morreram durante a consolidação.

Idade (anos)	Género	Tumor sd	GB G/L	IPT	Gpe tt	Cariótipo	Quimiossensibilidade	Resposta de indução	Fase ttt	Causa da morte
47	F	Não	1,2	T	RE	T 4	HD	RC	Pós-transplante	GVH
45	M	Não	6,5	T	RE	Nle	Não	RC	5 anos após o transplante	Reativação da hepatite B
30	F	Não	2,4	B	RS	Nle	Sim	RC	Manutenção	Choque sético

4.2.5.3 *Dados por atividade da doença*

Durante o seguimento, foram registadas treze mortes na nossa série devido à progressão da doença.

4.2.6 *Estudo das recaídas*

Dos 30 doentes em RC, 2 não completaram os seus tratamentos: um doente morreu após a indução devido a choque hemorrágico e um doente perdeu o seguimento após a indução.

4.2.6.1 *Frequência e duração das recaídas*

Catorze doentes recaíram durante o período de estudo entre os 28 doentes com RC que continuaram o tratamento, ou seja, 50% dos casos:

S Três casos (50%) foram tratados de acordo com o grupo de risco padrão

S Onze casos (50%) no grupo de alto risco (Quadro XIII).

O tempo médio até à recaída foi de 9 meses (2 - 31 meses).

[ere]Setenta e um por cento das recaídas ocorreram no prazo de um ano após a RC, ou seja, durante o curso do tratamento. A última recaída ocorreu 31 meses após a RC.

Tabela XIII: Frequência e tempo médio até à recidiva de acordo com o grupo de risco.

	Número total (%)	RC (%)	Recaída (%)	Tempo médio (meses)
Risco padrão	7 (20)	6 (22)	3 (50)	20

Risco elevado	29 (80)	22 (78)	11 (50)	6
Total	36 (100)	28 (100)	14 (100)	9

4.2.6.2 ***Localização e caraterísticas dos doentes com recidiva***

A recidiva medular isolada foi o local mais comum, ocorrendo em 79% dos casos, seguida da recidiva medular e neuromeníngea combinada em 14% dos casos.
Apenas num caso foi observada uma recidiva neuromeníngea isolada.
Nenhum doente teve uma recidiva testicular (Quadro XIV).

Tabela XIV: Diferentes tipos de recaída e sua frequência.

	Número de doentes (%)
Medular isolada	11 (79)
Neuromeningite isolada	1 (7)
Combinado (Medular + neuro-meningeal)	2 (14)
Total	**14 (100)**

As caraterísticas clínico-biológicas dos pacientes que recidivaram estão detalhadas na tabela XV.

Tabela XV: Caraterísticas dos doentes que recidivaram.

Idade (anos)	Género	GB G/L	IPT	Gpe ttt	Cariótipo	Sensibilidade ao corticoide	Quimiossensibilidade	Protocolo	Resposta de indução	RC/ Recaída	Sítio de recaída	Estado NMS
53	M	7,8	B	RE	Nle	Sim	Sim	GRAALL 2003	RC	1 mês	Meningee	DCD
31	F	140	B	RE	Nle	Não	Não	GRAALL 2003	RC	3 meses	Medular	DCD
29	M	4,1	T	RE	HyperD 50 hp	Sim	Não	GRAALL 2003	RC	6 meses	Medular	DCD
32	M	3,8	T	RE	Nle	Sim	Sim	GRAALL 2003	RC	8 meses	Meninge medular	DCD
27	M	10,3	B	RE	erro 13 e 14	Não	Não	GRAALL 2003	RC	13 meses	Medular	DCD
50	M	1,5	T	RS	complexo	Sim	Sim	GRAALL 2003	RC	14 meses	Medular	DCD
43	M	59	T	RS	t (15,18) der15	Sim	Sim	GRAALL 2003	RC	16 meses	Medular	DCD
32	M	4,5	T	RS	NI	Sim	Sim	GRAALL 2003	RC	31 meses	Medular	DCD
39	F	3,77	B	RE	Nle	Sim	NI	GRAALL 2005	RC	2 meses	Medular	VV
53	M	119	T	RE	NI	Sim	Sim	GRAALL 2005	RC	3 meses	Meninge medular	DCD
50	F	4,4	B	RE	NI	Não efectuado	NI	GRAALL 2005	RC	3 meses	Medular	DCD
45	F	16,4	B	RE	Nle	Sim	Sim	GRAALL 2005	RC	3 meses	Medular	DCD
42	F	214	B	RE	T(12,14)	Não	Não	GRAALL 2005	RC	5 meses	Medular	DCD
32	M	335	T	RE	Nle	Sim	Sim	GRAALL 2005	RC	12 meses	Medular	DCD

4.2.6.3 ***Factores que influenciam a ocorrência de recaídas :***

O transplante alogénico de medula óssea foi o único fator estatisticamente significativo que influenciou a ausência de recidiva na nossa série. A corticorresistência em D8, a quimiorresistência em D15 e o protocolo GRAALL 2003 parecem influenciar a ocorrência de recidiva, com taxas de recidiva de 75 vs 46%, 80 vs 40% e 61,5 vs 40%, respetivamente, sem que a diferença seja estatisticamente significativa.

Este facto pode ser explicado pela pequena dimensão da nossa série (Quadro XVI).

Tabela XVI: Factores que influenciam a ocorrência de recaídas.

		Recaída (%)	**P univarie**
Idade	<40 anos (n=13) >40 anos (n=15)	7 (54) 7 (47)	0,705
Género	Homens (n=16) Mulheres (n=12)	9 (56) 5 (42)	0,445
Síndrome tumoral	Sim (n=19) Não (n=9)	11 (58) 3 (33)	0,420
GB	<30 000 (n=21) >30 000 (n=7)	10(48) 4 (57)	1
	<10 000 (n=15) >10 000 (n=13)	7 (47) 7 (54)	0,705
Fenótipo	B (n=15) T (n=13)	7 (47) 7 (54)	0,705
Cariótipo	Normal (n=12) Anormal (n=10)	7 (58) 7 (62)	1
Corticosensibilidade	<1000/mm3 (n=24) >1000/mm3 (n=4)	11(46) 3 (75)	0,596
Quimiossensibilidade	Sim (n=20) Não (n=5)	8(40) 4 (80)	0,160
Grupo de risco	Risco normal (n=6) Risco elevado (n=22)	3 (50) 11(50)	1
Injeção de ASPA	<2 injecções (n=10) >2 injecções (n=15)	7 (70) 6 (40)	0,226
	<3 injecções (n=17) >3 injecções (n=8)	9 (53) 4 (50)	1
Protocolo de quimioterapia	GRAALL 2003 (n=13) GRAALL 2005 (n=15)	8 (61,5) 6 (40)	0,256
Aloenxerto	Sim (n=9) Não (n=17)	1 (11) 11 (65)	**0,014**

4.2.6.4 *Tratamento das recaídas*

Dos catorze doentes que recaíram, apenas três receberam tratamento de recuperação (Figura 9):

emeS Dois doentes receberam tratamento de recuperação com aracytin em dose elevada combinado com novantrona, resultando numa RC 2, e ambos foram submetidos a transplante alogénico. Um doente manteve-se vivo com RC até à data da última notícia e o segundo faleceu após o aloenxerto por GVH.

S Um doente apresentou uma recidiva combinada medular e neuro-meníngea, tratada com radioterapia do encéfalo em associação com quimioterapia, com morte rápida devido à progressão da doença.

Os restantes onze doentes não foram tratados devido ao mau estado geral aquando da recidiva e/ou à falta de um dador compatível com o HLA e/ou a uma recidiva precoce e todos morreram de doença progressiva.

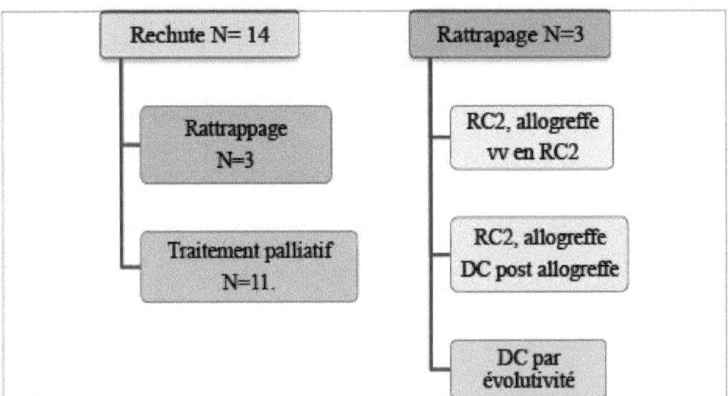

Figura 9: Tendência dos doentes que recidivaram.

4.2.7 *Aloenxerto de medula óssea :*

Entre os 28 doentes em RC que continuaram o seu tratamento :

- Vinte doentes foram indicados para transplante alogénico (os restantes 8 = 2 doentes com idade > 50 anos e 6 com risco de DST).
- Catorze tinham um dador compatível com o sistema HLA (70%).
- Nove foram aloenxertados em RC1 com um atraso médio de 15 semanas:
- O transplante não foi efectuado em 5 doentes devido a :

S Idade 50 +/- comorbilidades = 2 casos.

S Recidiva antes do aloenxerto = 2 casos.

S Comorbilidades = 1 caso.

- Dois doentes foram aloenxertados em RC2 (STD =1 e RE =1). (Figura 10).

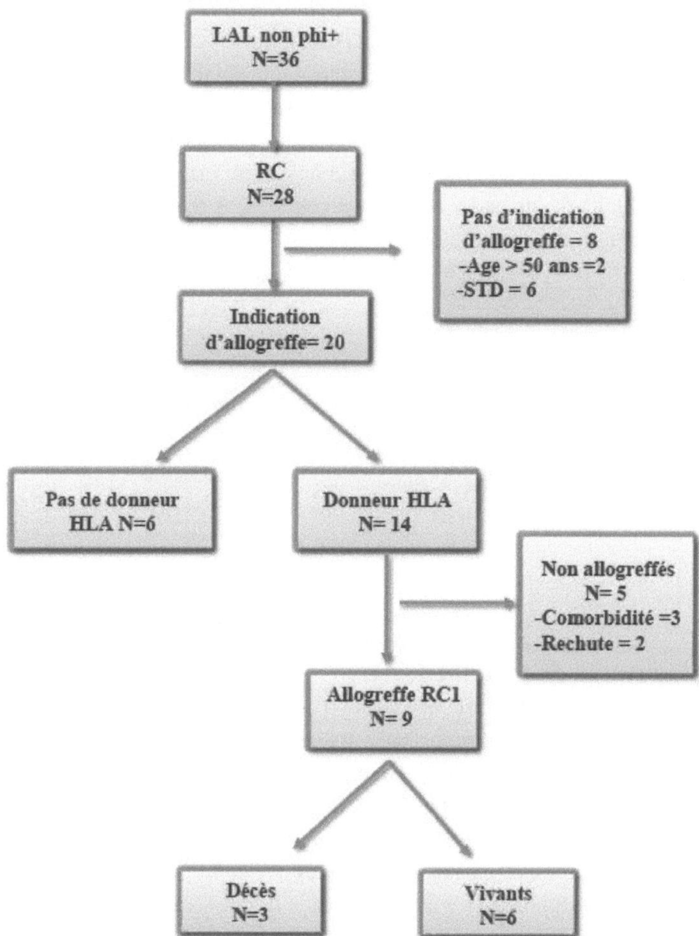

Figura 10: Viabilidade do transplante alogénico de medula óssea na LLA não phi+.

4.2.8 *Estudo de sobrevivência*

O seguimento médio na nossa série foi de 92 meses (24 a 159 meses).

4.2.8.1 *Sobrevivência global*

A taxa de sobrevivência global para toda a população foi de 60% ao fim de 1 ano, 43% ao fim de 2 anos e 36% ao fim de 5 anos (Figura 11).

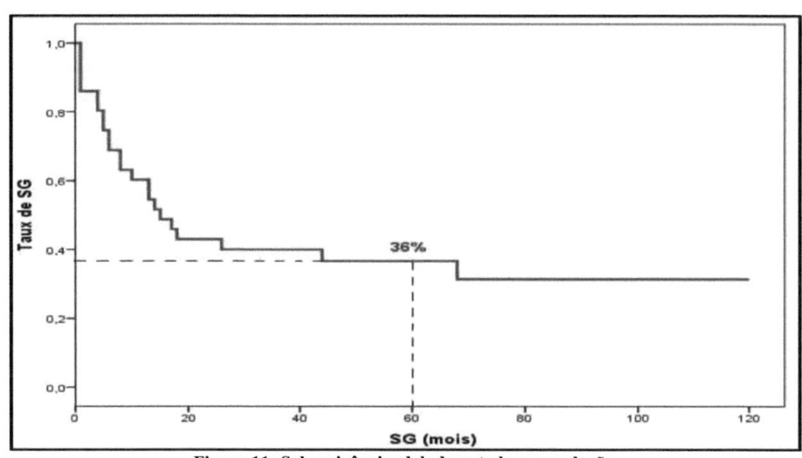

Figura 11: Sobrevivência global em toda a população.

> ***Estudo dos factores que influenciam a sobrevivência global :***

O transplante alogénico de medula óssea foi o único fator significativo que influenciou a OS na nossa série, tanto na análise univariada como na multivariada, com um p significativo de 0,007 e 0,018, respetivamente. A quimiossensibilidade, o protocolo de quimioterapia e a idade parecem ser factores que influenciam a OS, mas não de forma significativa (0,133, 0,230 e 0,312, respetivamente) (Tabela XVII):

Quadro XVII: Factores que influenciam a GS.

		SG tem 5 anos	P univariada	P multivariada
Idade	<40 anos (n=15) >40 anos (n=21)	40 35	0, 312	0,787
Género	Homens (n=19) F6min (n=17)	36 37	0,762	0,790
Síndrome tumoral	Sim (n=22) Não (n=14)	35 39	0,864	-
GB	^{3}<30000/mm (n=26) ^{3}>30000 /mm (n=10)	41 25	0,492	-
	^{3}<10000/mm (n=19) ^{3}>10000 /mm (n=17)	37 35	0,700	-
IPT	B (n=21) T (n=15)	39 32	0,925	-
Cariótipo	Normal (n=14) Anormal (n=10)	35 21	0,549	-
Blastose j8	^{3}<1000/mm (n=32) ^{3}>1000/mm (n=4)	38 25	0,696	-
Quimiossensibilidade	Sim (n=24) Não (n=5)	44 20	0,133	0,053
Protocolo de	GRAALL 2003 (n=17)	23	0,230	-

tratamento	GRAALL 2005 (n=19)	50		
Injeção ASPA	<2 injecções (n=14) >=2 injecções (n=18)	26 47	0,410	-
	<3 injecções (n=23) >=3 injecções (n=9)	36 44	0,600	-
Grupo de risco	Risco normal (n=7) Risco elevado (n=29)	28 40	0,613	-
Aloenxerto	Sim (n=9) Não (n=25)	77 21	0,013	0,018

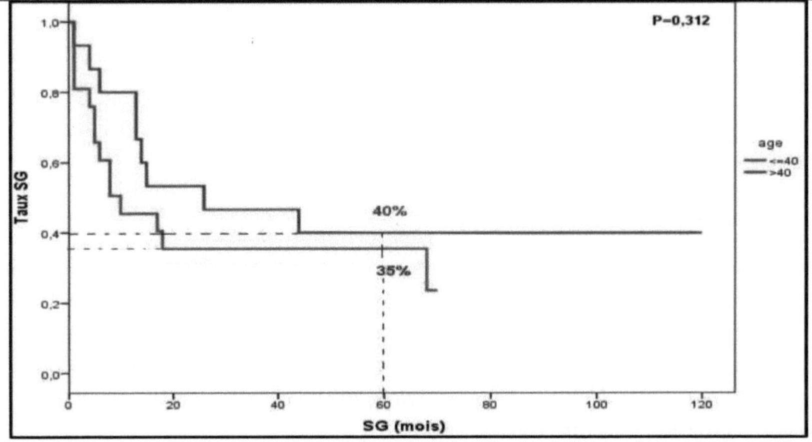

Figura 12: Sobrevivência global em função de Page.

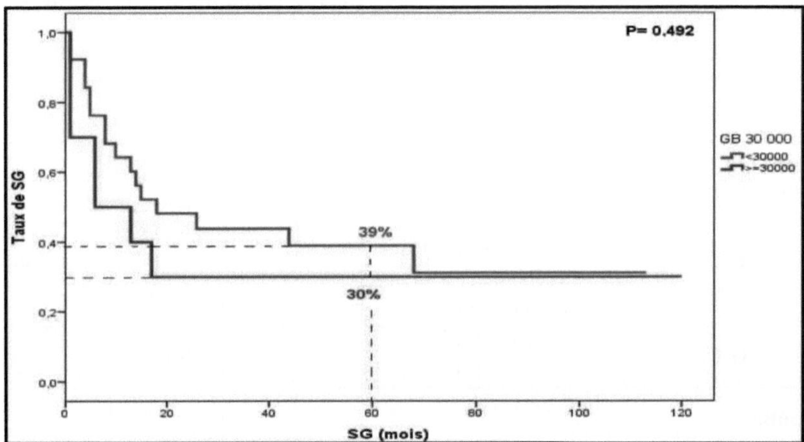

Figura 13: Sobrevivência global de acordo com a leucocitose inicial.

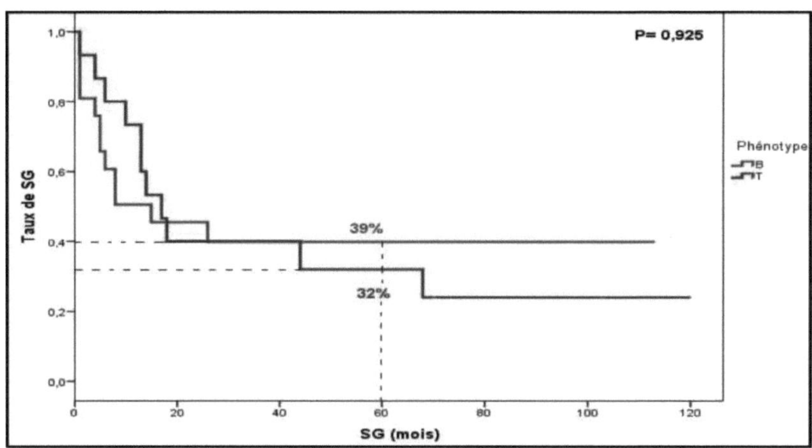

Figura 14: Sobrevivência global em função do fenótipo.

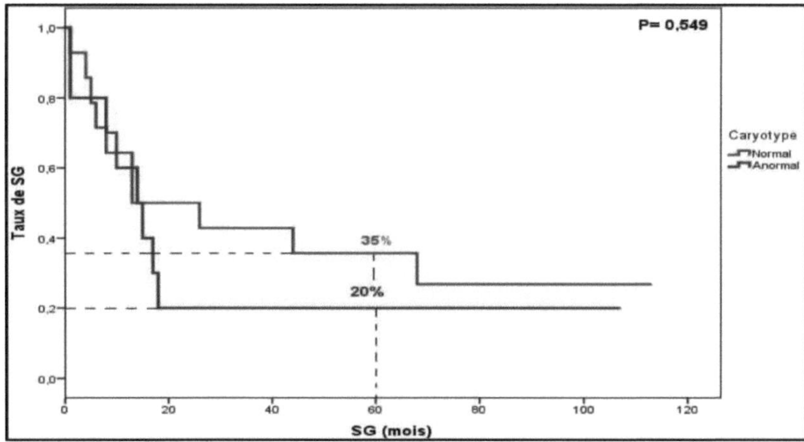

Figura 15: Sobrevivência global de acordo com o cariótipo inicial.

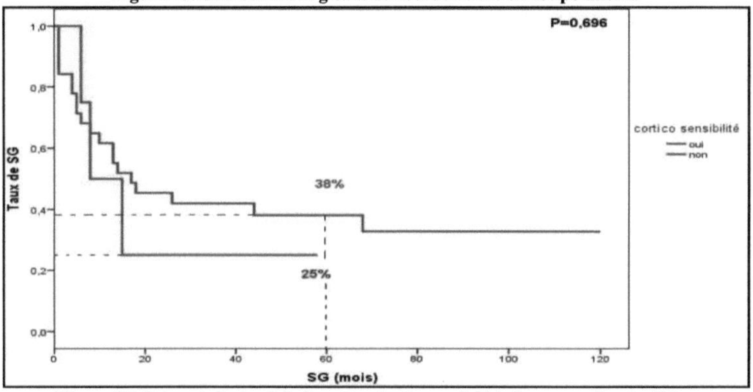

Figura 16: Sobrevivência global em função da sensibilidade aos corticosteróides.

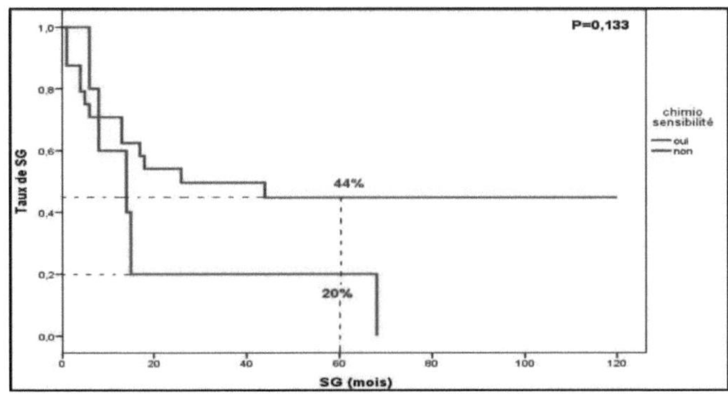

Figura 17: Sobrevivência global de acordo com a quimiossensibilidade em D15.

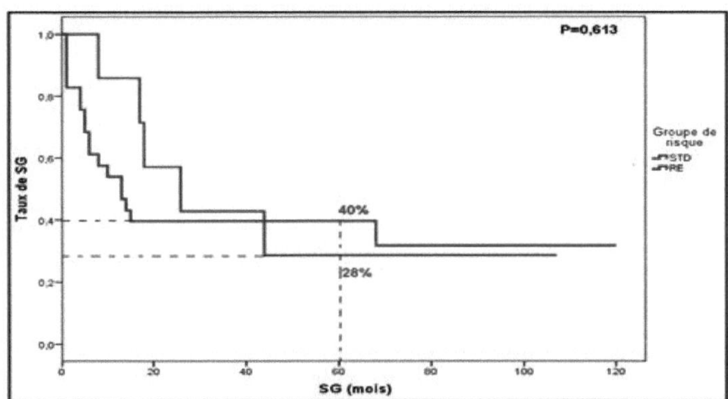

Figura 18: Sobrevivência global de acordo com o grupo de risco.

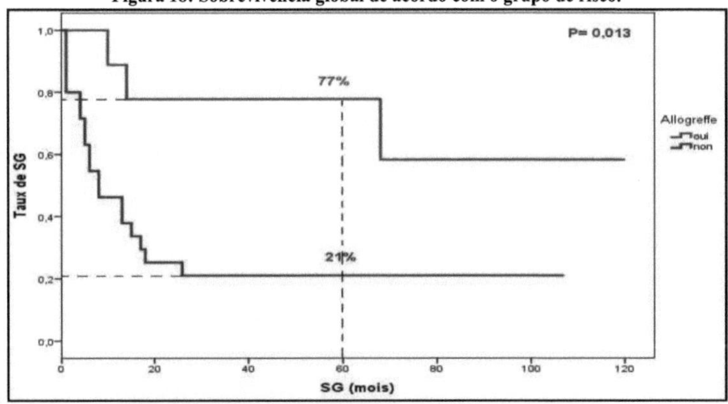

Figura 19: Sobrevivência global de acordo com o aloenxerto.

4.2.8.2 *Sobrevivência sem recidiva :*

A SSR era de 67% a 1 ano. Foi de apenas 52% e 47% aos 2 e 5 anos, respetivamente (Figura 20).

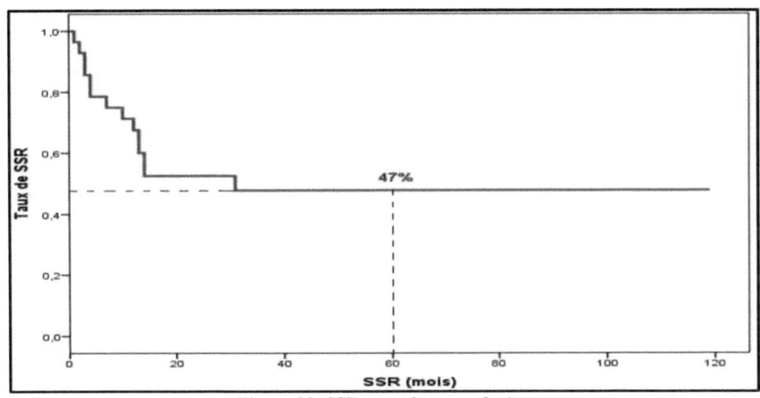

Figura 20: SSR em toda a população.

> Estudo dos factores que influenciam a SSR :

Na análise univariada, a quimiossensibilidade, a ausência de síndrome tumoral e o transplante alogénico foram os únicos factores estatisticamente significativos que influenciaram a SRH na nossa série, com valores de p de 0,05, 0,028 e 0,019, respetivamente. A corticossensibilidade e a leucocitose inicial parecem influenciar a SRH, mas não de forma significativa (0,224 e 0,223, respetivamente).

Na análise multivariada, a quimiossensibilidade e o aloenxerto tiveram uma influência estatisticamente significativa na SSR, com valores de p de 0,041 e 0,020, respetivamente (Tabela XVIII).

Quadro XVIII: Factores que influenciam a SSR.

		SSR aos 5 anos de idade % de SSR aos 5 anos de idade	P univariada	P multivariada
Idade	<40 anos (n= 13) >40 anos (n= 15)	45 52	0,906	0,474
Género	Homens (n= 16) Fëminina (n= 12)	42 58	0,897	0,687
Síndrome tumoral	Sim (n= 6) Não (n= 19)	0 62	**0,028**	0,397
GB	³<10000/mm (n= 15) ³>100000/mm (n= 13)	48 46	0,851	-
	³<30000/mm (n= 21) ³>30000/mm (n= 7)	49 42	0,812	-
	³<100.000/mm (n= 24) ³>100.000/mm (n= 4)	51 25	0,223	-
Fenótipo	B (n= 15) T(n= 13)	53 40	0,954	-
Cariótipo	Normal (n= 12) Anormal (n= 8)	40 29	0,978	-
FS j8	³<1000/mm (n= 24)	51	0,244	-

	^{3}>1000/mm (n= 4)	25		
Quimiossensibilidade em D15	Sim (n= 20) Não (n= 5)	58 20	**0,05**	**0,022**
Protocolo de quimioterapia	GRAALL 2003 (n= 13) GRAALL 2005 (n= 15)	37 60	0,507	-
Injeção ASPA	<2 injecções (n= 10) >=2 injecções (n= 12)	26 59	0,613	-
	<3 injecções (n= 17) >=3 injecções (n= 8)	44 50	0,918	-
Grupo de risco	Risco normal (n= 6) Risco elevado (n= 22)	44 49	0,554	-
Aloenxerto	Sim (n= 9) Não (n= 17)	87 35	**0,019**	**0,041**

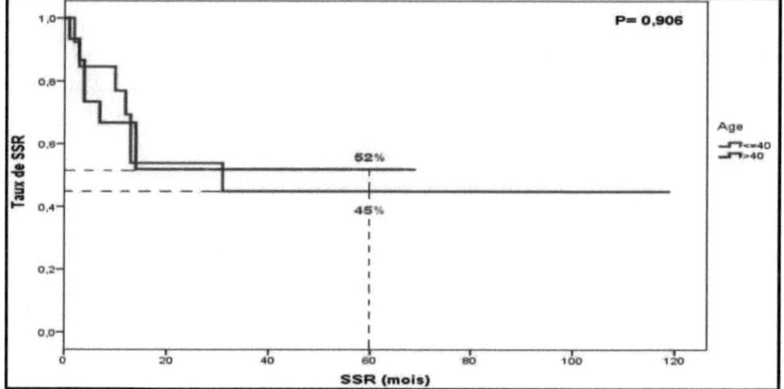

Figura 21: SSR por idade.

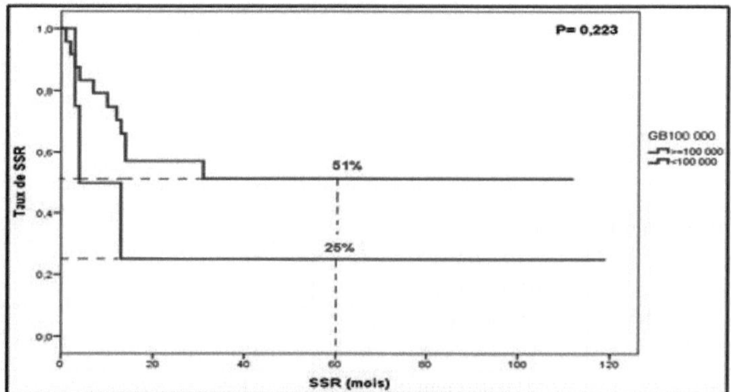

Figura 22: SSR em função de GB.

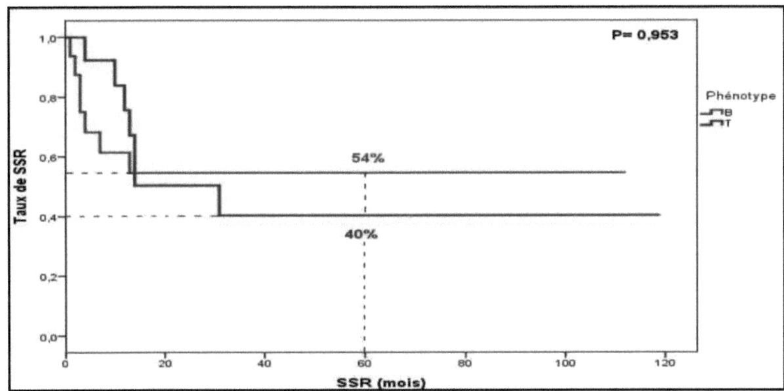

Figura 23: SSR em função do fenótipo.

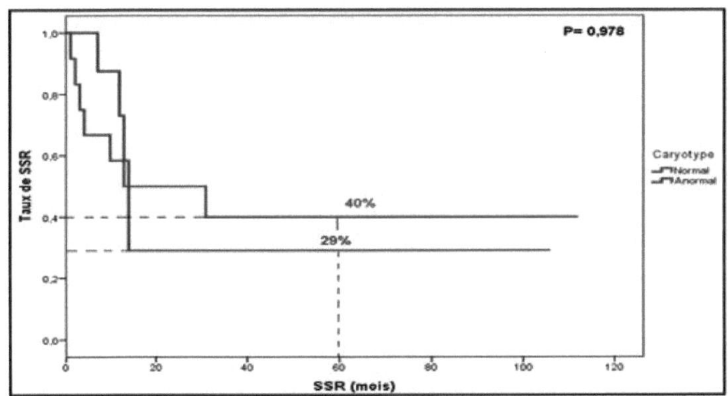

Figura 24: SSR de acordo com o cariótipo inicial.

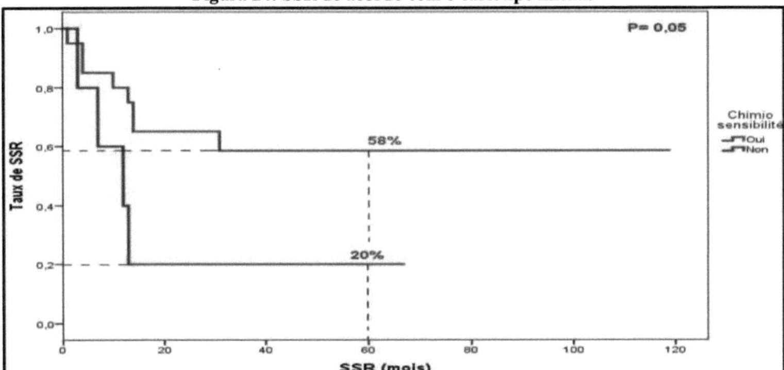

Figura 25: SSR em função da quimiossensibilidade.

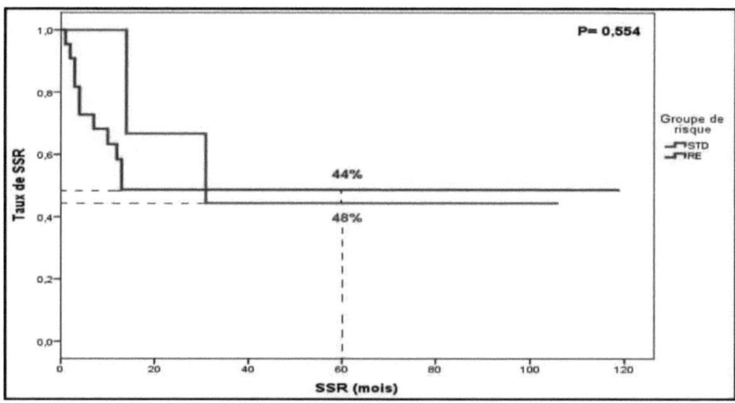

Figura 26: SSR por grupo de risco.

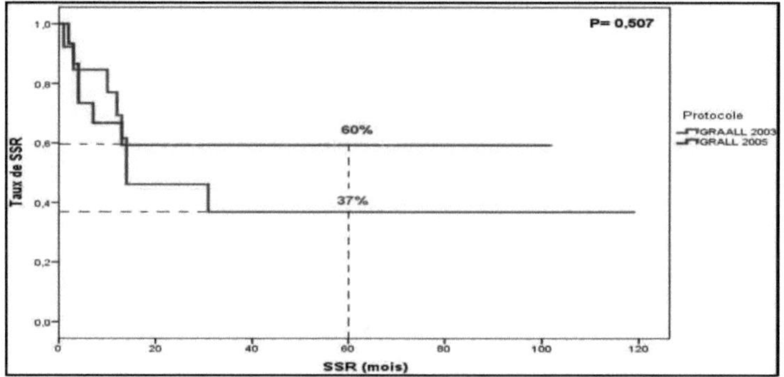

Figura 27: SSR de acordo com o protocolo terapêutico.

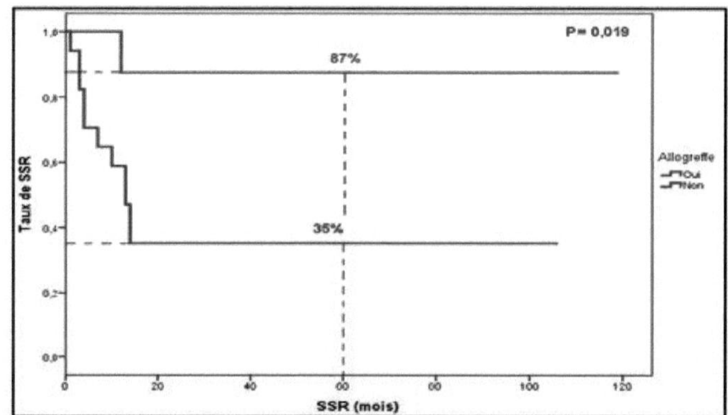

Figura 28: SSR de acordo com o aloenxerto.

4.2.8.3 *Sobrevivência livre de acontecimentos:*

A SES era de 50% ao 1 ano. Foi de apenas 38% e 35% aos 2 e 5 anos, respetivamente (Figura 29).

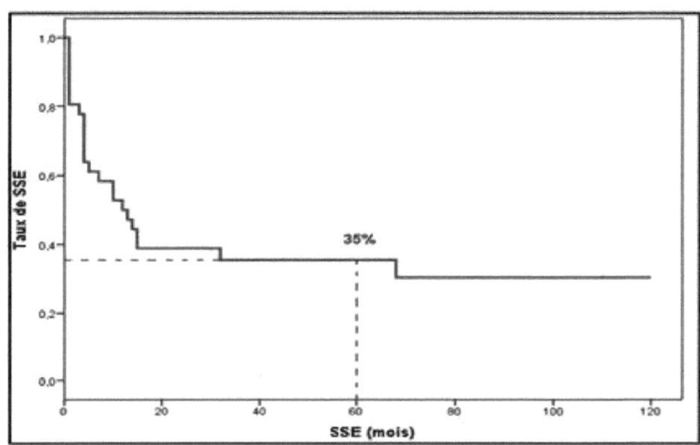

Figura 29: Nível de vida no conjunto da população.

> ***Estudo dos factores que influenciam o nível de vida :***

Na análise univariada e multivariada, o transplante alogénico de medula óssea foi o único fator significativo que influenciou o NSE na nossa série (p= 0,017 e 0,036 respetivamente). A quimiossensibilidade, o número de injecções de asparaginase e a idade parecem ser factores que influenciam a NSE, mas não de forma significativa (0,109 e 0,311 e 0,310, respetivamente) (tabela XIX).

Quadro XIX: Factores que influenciam a NSE.

		A SSE tem 5 anos	**P Univariada**	**P Multivariada**
Idade	<40 anos (n=15) >40 anos (n=21)	39 33	0,310	0,520
Género	Homens (n=19) Mulheres (n=17)	36 35	0,510	0,908
Síndrome tumoral	Sim (n=22) Não (n=14)	35 35	0,503	-
GB	<30000/mm (n=27) 30000 a 100000/mm (n=4) >100000/mm (n=5)	39 25 20	0,636	-
Fenótipo	B (n=21) T (n=15)	38 32	0,827	-
Cariótipo	Normal (n=14) Anormal (n=10)	34 20	0,757	-
Corticosensbilite	<1000/mm (n=32) >1000/mm (n=4)	36 25	0,872	-
Quimiossensibilidade em D15	Sim (n=24) Não (n=5)	48 20	0,109	0,068
Protocolo de quimioterapia	GRAALL 2003 (n=17) GRAALL 2005 (n=19)	28 42	0,636	-
Injeção ASPA	<2 injecções (n=14) >=2 injecções (n=18)	19 44	0,311	-
	<3 injecções (n=23) >=3 injecções (n=9)	30 44	0,421	-

Grupo de risco	Normal (n=7) Alto risco (n=29)	38 34	0,337	-
Aloenxerto	Sim (n=9) Não (n=25)	77 24	0,017	0,036

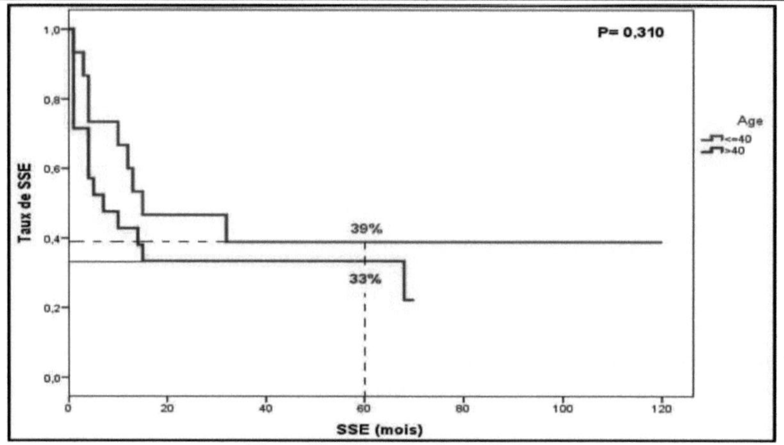

Figura 30: SES em função da idade.

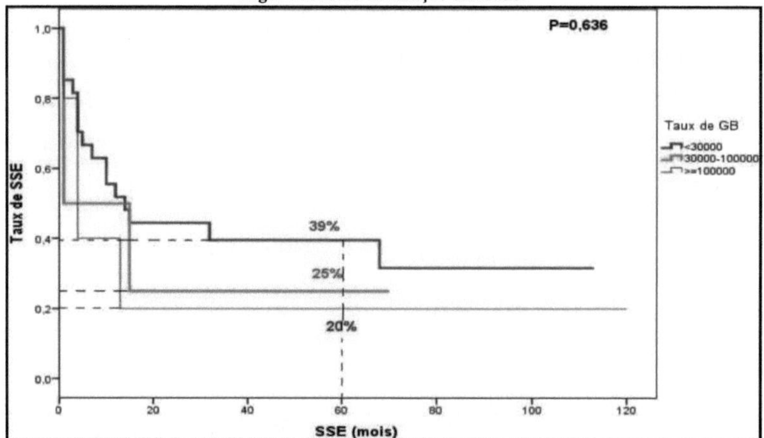

Figura 31: SES em função da taxa de GB.

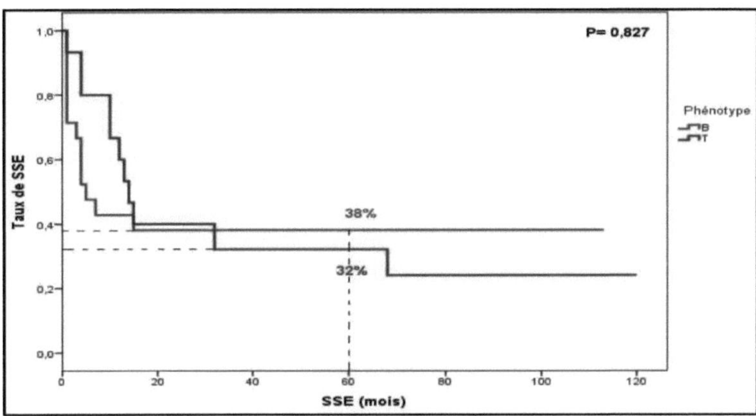

Figura 32: SES em função do fenótipo.

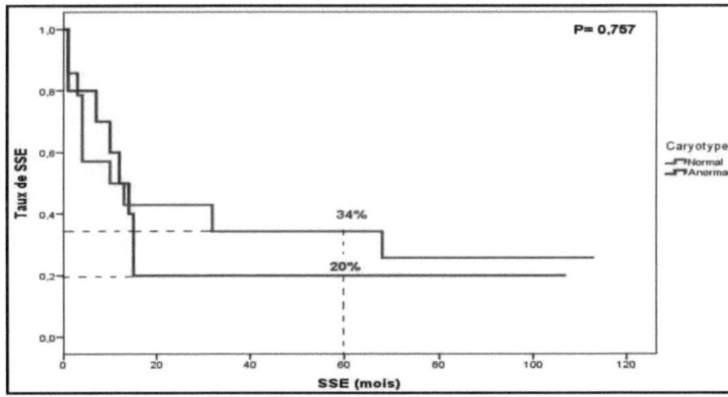

Figura 33: SES em função do cariótipo.

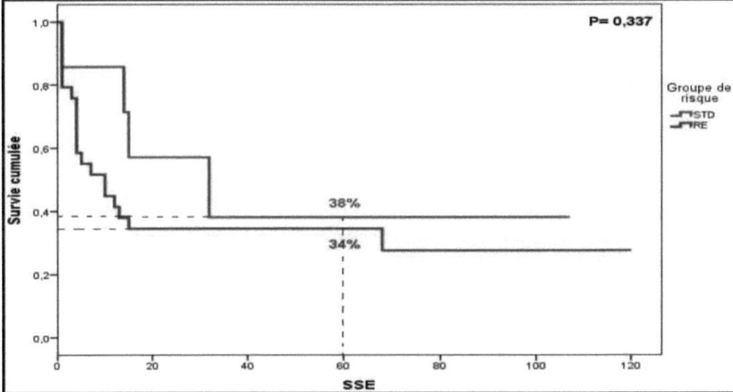

Figura 34: NSE em função do grupo de risco.

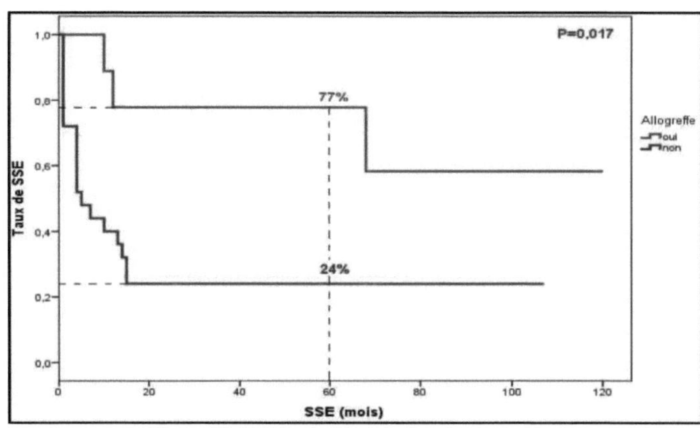

Figura 35: SES em função do grupo de aloenxerto.

4.3 Resultados terapêuticos em LLA phi+

4.3.1 *Estudo da remissão completa*

Sete doentes (70%) tiveram RC após 1 curso de quimioterapia e dois doentes tiveram RC após 2 cursos, dando uma taxa de RC global de 90%.

Um doente (10%) falhou após 2 cursos de quimioterapia (indução e consolidação) e morreu de dificuldade respiratória secundária a pneumonite hipoxémica durante o tratamento de resgate.

As caraterísticas dos doentes que falharam o tratamento de indução estão descritas na Tabela XX.

Tabela XX: Caraterísticas dos doentes que falharam após a indução.

Idade (anos)	Género	Tumor sd	GB G/L	Cariótipo	Tipo de transcrição	Início ttt ITK	Recuperação	RC	Causa da morte
35	M	Sim	75,3	t(9,22) anomalias estruturais do cromossoma Y	b3a2	D18 Indução (Imatinib)	Aracytin + novantrona + Imatinib	Não	Doença pulmonar hipoxémica
35	F	Sim	33,4	NI	e1a2	D8 Indução (Imatinib)	Consolidação	Sim	-
20	F	Sim	96,7	t(9,22) del 5q monossomia 7	e1a2	D8 Indução (Imatinib)	Consolidação	Sim	-

> Estudo dos factores que influenciam a RC

Nenhum fator influenciou significativamente a ocorrência de RC. O sexo e o tipo de transcrição pareceram influenciar a ocorrência de RC sem que a diferença fosse significativa (tabela XXI).

Quadro XXI: Estudo dos factores que influenciam a RC.

		RC	P Univariada
Idade	<40 anos (n=6) >40 anos (n=4)	5 (83) 4(100)	1
Género	Masculino (n=3) Feminino (n=7)	2 (67) 7(100)	0,300

Síndrome tumoral	Sim (n=7) Não (n=3)	6 (68) 3(100)	1
GB	<30000(n=6) >30000(n=4)	6(100) 3 (75)	0,400
Tipo de transcrição	e1a2 (n=7) outro (n=2)	7(100) 1 (50)	0,222

4.3.2 ***Estudo das recaídas :***

Três doentes (33%) dos nove em RC tiveram uma recidiva medular durante o período do estudo. As caraterísticas dos doentes com recidiva encontram-se detalhadas na Tabela XXII.

Quadro XXII: Caraterísticas dos doentes que recidivaram.

Idade (anos)	Género	GB G/L	Cariótipo	Tipo transcrito	Tipo ITK	Resposta de indução	Aloenxerto	Tempo de recaída /RC	ttt recaída	Resposta	Estado NMS
45	F	28	NI	e1a2	Indução com Imatinib D8	RC (1cure)	Nenhum dador	8 meses	Sim	Falha	DCD
20	F	96	t(9,22) monos 7 Del 5q	e1a2	Indução com Imatinib D8	RC (2 tratamentos)	Recusa	8 meses	Não	-	DCD
32	F	11	NI	e1a2	Indução com Imatinib D10	RC (1cure)	Não POS	7 meses	Sim	RC	VV

> Estudo dos factores que influenciam a recaída

Nenhum fator influenciou significativamente a recidiva na nossa série (tabela XXIII).

Quadro XXIII: Factores que influenciam a recaída.

		Recaída (%)	P em univariada
Idade	<40 anos (n=5) >40 anos (n=4)	2 (40) 1 (25)	1
Género	Masculino (n=2) Feminino (n=7)	0 3 (43)	0,500
Síndrome tumoral	Sim (n=6) Não (n=3)	3 (50) 0	0,464
GB	^{3}<30000/mm (n=6) ^{3}>30000/mm (n=3)	2 (33) 1 (33)	1
Cura RC 1	sim (n=7) não (n=2)	2 (29) 1 (50)	1
Aloenxerto	sim (n=4) não (n=4)	0 2 (50)	0,429

4.3.3 ***Estudo dos óbitos:***

Entre os 10 doentes tratados, registaram-se 5 óbitos na nossa série (50%) (Tabela

XXIV):

- 3 doentes morreram devido à progressão da doença (um falhou e dois recaíram)
- Um doente faleceu durante o tratamento de consolidação devido a choque sético.
- Um doente morreu após o aloenxerto devido a reativação do CMV.

Quadro XXIV: Caraterísticas dos doentes falecidos.

Idade	Género	GB G/L	Cariótipo	Tipo transcrito	ITK	Resposta de indução	Fase ttt	Rácio Bcr Abl	Causa da morte
50	M	24	Falha	e1a2	Indução com Imatinib J26	RC (1cure)	C4 Hiper CVAD	Indetetável 10^{-4}	Fossa séptica EDC
45	F	28,2	Falha	e1a2	Indução de Imatinib D1	RC (1cure)	Dexa + imatinib	0,62%	Evolução da doença
44	F	6,1	Falha	e1a2	emeImatinib 2 cura	RC (2 tratamentos)	3 meses após o aloenxerto	0,001 %	GVH+ CMV
20	F	96,7	T (9,22) + del 5q monossomia7	e1a2	Indução com Imatinib D8	RC (2 tratamentos)	C7 Hiper CVAD	31%	Evolução da doença
35	M	75,3	T (9,22) + anomalias estruturais do cromossoma Y	b3a2	Indução com Imatinib J18	Falha	Recuperação de aracytin novantrone	-	Doença pulmonar hipoxémica

4.3.4 ***Transplantes alogénicos de medula óssea***

Entre os 9 doentes em RC :

- emeOito tinham indicação para transplante alogénico (9 tinham idade superior a 50 anos).
- Sete tinham um dador com HLA compatível.
- Quatro foram aloenxertados como RC1: 2 recusaram enxertos e um doente teve uma recaída antes do aloenxerto.

A mediana do tempo até ao aloenxerto na nossa série foi de 10 semanas após a remissão completa (extremo 8-16 semanas).

emeDos 3 doentes que recidivaram, dois receberam tratamento de resgate, um dos quais foi submetido a 2 CR e transplante de aloenxerto.

A viabilidade e o resultado do aloenxerto estão descritos na figura 36.

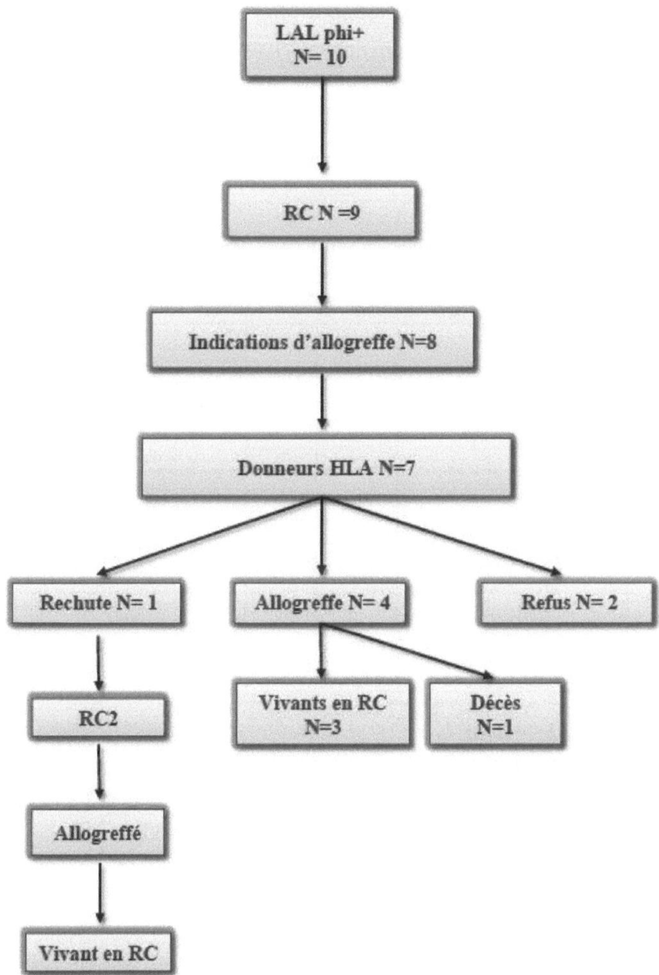

Figura 36: Aloenxerto de medula óssea em doentes com LLA phi+.

4.3.5 *Monitorização molecular de doentes com LLA phi+ em RC*

Dos nove doentes com RC, sete tinham monitorização molecular da doença residual utilizando PCR.

eme emeTrês doentes tiveram insucesso molecular e foram indicados para mudar para TKIs de 2 geração, o que foi efectuado em 2 casos (problema de gestão para os 3). A Tabela XXV abaixo apresenta em pormenor o acompanhamento molecular dos doentes com LLA phi+ submetidos a RC.

Quadro XXV: Monitorização molecular de doentes com LLA phi+ submetidos a RC.

Ano	Idade (anos)	Tipo de transcrição	Tipo ITK	MRD				Mudar ITK	Estado NMS	MRD DDN (%)
				Indução (%)	3 meses (%)	6 meses (%)	12 meses (%)			
2014	20	e1a2	ITK1	100	20	5	31	Não	Morte e doença	31
2014	44	e1a2	ITK1	80	0,5	-	-	Não	Morte pós-transplante	0,001
2015	35	e1a2	ITK1	71	-	7	-	Sim dasatinib	RC	RMC
2011	53	b2a2	ITK1	2	0,5	0 ,17	1,2	Sim dasatinib	RC	RM4
2015	35	e1a2	ITK1	1,5	0,01	-	-	Não	RC	
2014	50	e1a2	ITK1	1	Indetetável 10^{-4}	-	-	Não	Fossa séptica	Indetetável 10^{-4}
2011	45	e1a2	ITK1	Positivo	-	0,009		Não	Morte e doença	0,62
2010	32	e1a2	ITK1	Negativo*	-	-	-	Não	RC	-
2011	38	Negativo	ITK1	-	-	-	-	Não	RC	-

*A biologia molecular foi efectuada segundo um método qualitativo.

4.3.6 *Estudo de sobrevivência :*

4.3.6.1 *Sobrevivência global :*

Para um seguimento médio de 57 meses, a taxa de sobrevivência global para toda a população foi de 60% a 1 ano e de 50% a 2 e 5 anos (Figura 37).

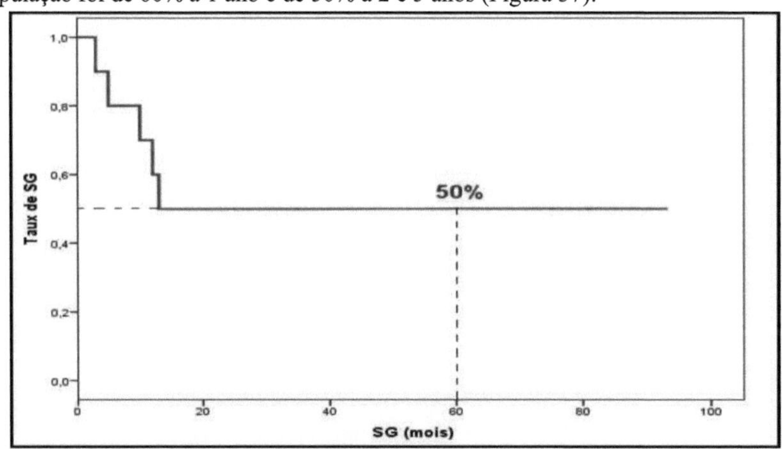

Figure 37: Survie globale au sein de toute la population.

> *Estudo dos factores que influenciam a sobrevivência global :*

Nenhum fator teve influência estatisticamente significativa na OS na nossa série em análise univariada. No entanto, a idade < 40 anos e o transplante alogénico de medula óssea estiveram correlacionados com melhor OS, sem que a diferença fosse significativa. (Tabela XXVI).

Quadro XXVI: Factores que influenciam o SO.

		% de sobrevivência global aos 5 anos	P Univariada
Idade	<40 anos	66	
	>40 anos	25	0, 198
Género	Masculino	33	
	Feminino	57	0,229
Síndrome tumoral	Sim	57	
	Não	33	0,390
GB	<30000/mm^3	50	
	>30000/mm^3	50	0,973
Aloenxerto	Sim	80	0,145
	Não	20	

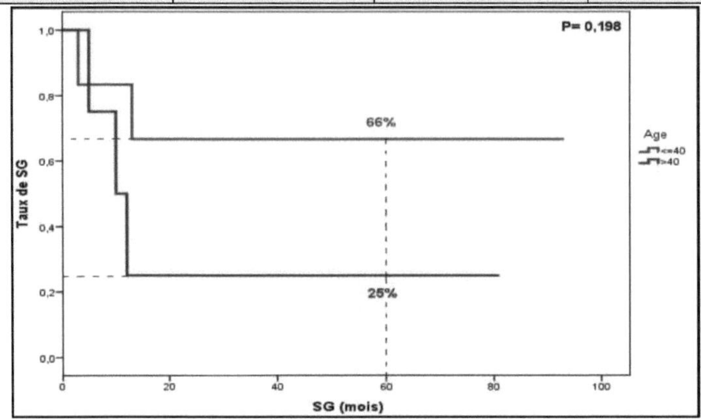

Figura 38: Sobrevivência global em função de Page.

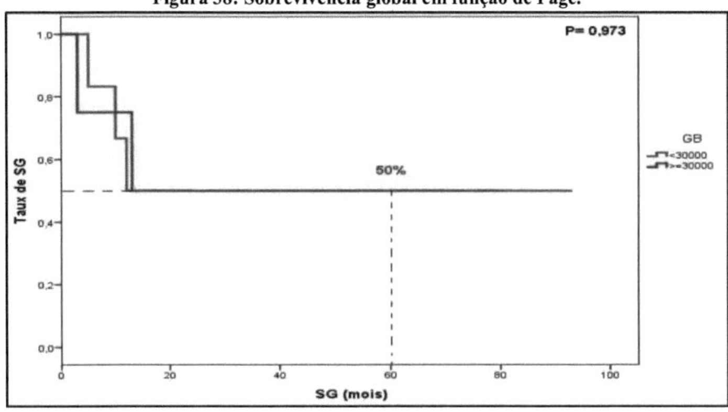

Figura 39: Sobrevivência global em função da contagem de glóbulos brancos.

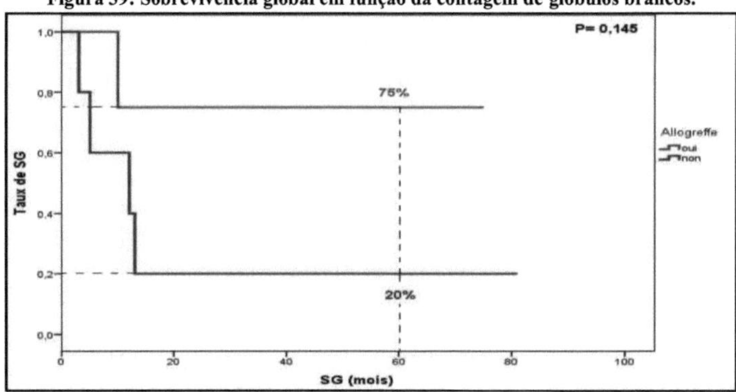

Figura 40: Sobrevivência global em função da taxa de aloenxertos.

4.3.6.2 *Sobrevivência sem recidiva*

A SRH foi de 58% a 1, 2 e 5 anos (Figura 41).

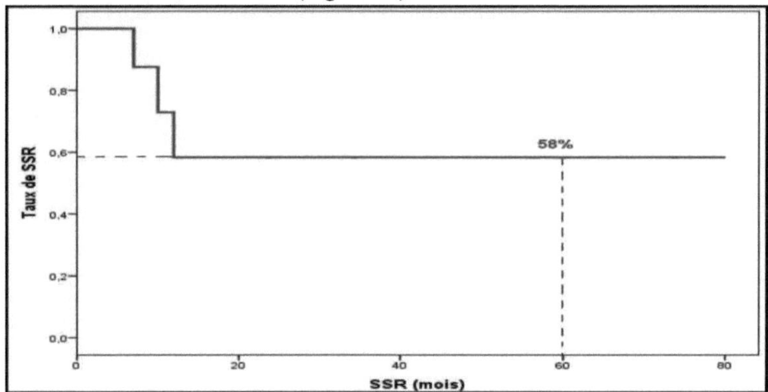

Figura 41: Sobrevivência sem recidiva.

> *Estudo dos factores que influenciam a SSR :*

Nenhum fator teve uma influência estatisticamente significativa na SRH na nossa série. O transplante alogénico de medula óssea e a ausência de uma síndrome tumoral parecem ser factores que influenciam a SRH, mas não de forma significativa (p=0,394 e 0,377, respetivamente).

Os factores que influenciam a SSR são apresentados em pormenor no quadro XXVII.

Quadro XXVII: Factores que influenciam a SSR.

		% SSR aos 5 anos	P
Idade	<40 anos	60	0,907
	>40 anos	50	
Síndrome tumoral	Sim	50	
	Não	100	0,377
GB	<30000/mm^3	53	0,577
	>=30000/mm^3	66	

Aloenxerto	Sim Não	80 33	0,116

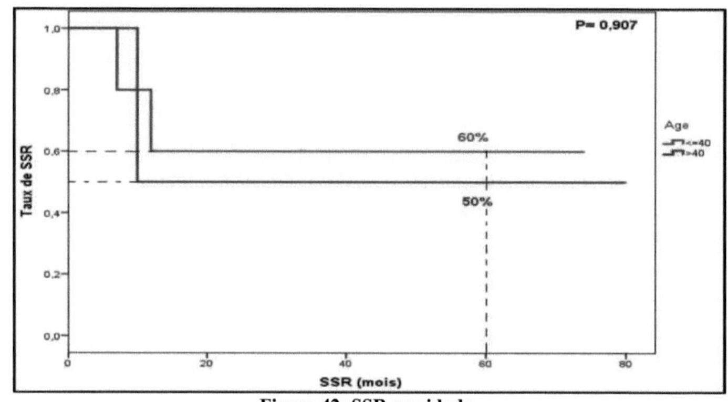

Figura 42: SSR por idade.

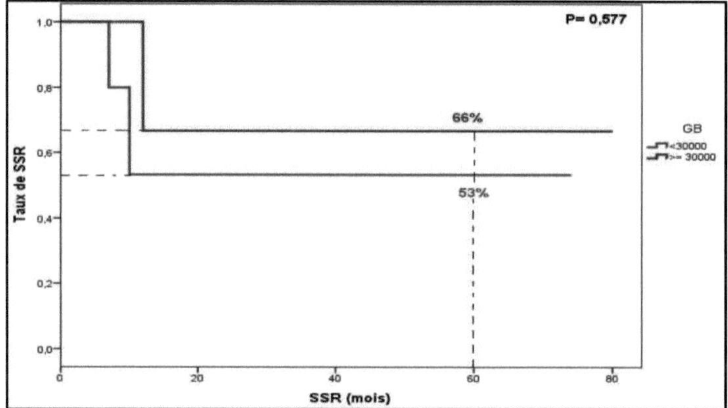

Figura 43: SSR em função da contagem de glóbulos brancos.

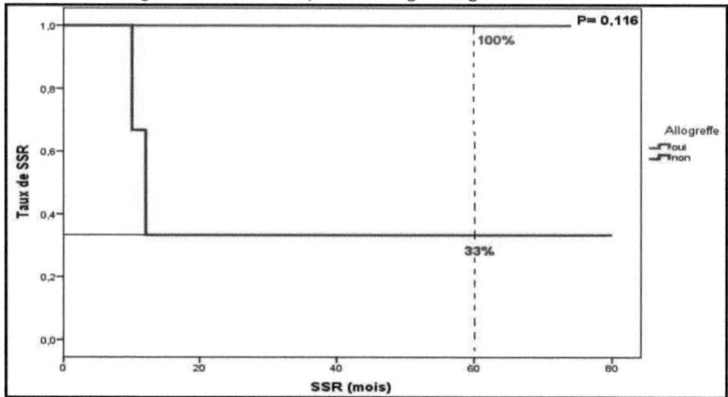

Figura 44: SSR de acordo com o aloenxerto.

4.3.6.3 ***Sobrevivência livre de acontecimentos:***

O SES foi de 40% a 1, 2 e 5 anos (Figura 45).

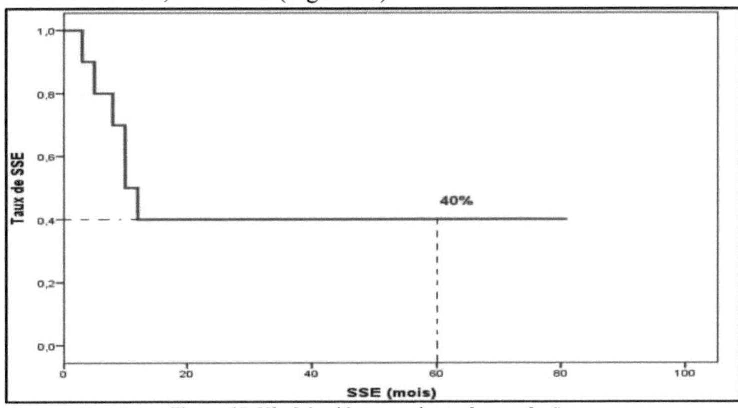

Figura 45: Nível de vida no conjunto da população.

> Estudo dos factores que influenciam o nível de vida :

Nenhum fator influenciou significativamente o NSE na nossa série. O transplante alogénico de medula óssea parece ser um fator que influencia o NSE, mas não de forma significativa (p=0,115).

Os factores que influenciam o SES são apresentados em pormenor no Quadro XXVIII.

Quadro XXVIII: Factores que influenciam o SES.

		% SSE tem 5 anos	**P**
Idade	<40 anos >40 anos	50 25	0,524
Género	Masculino Feminino	33 42	0,349
Síndrome tumoral	Sim Não	42 33	0,744
GB	<30000/mm³ >30000/mm³	33 50	0,626
Aloenxerto	Sim Não	75 20	0,115

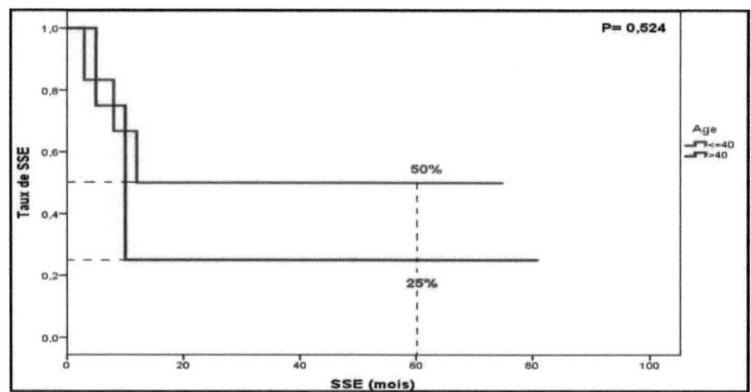

Figura 46: O SES em função da idade.

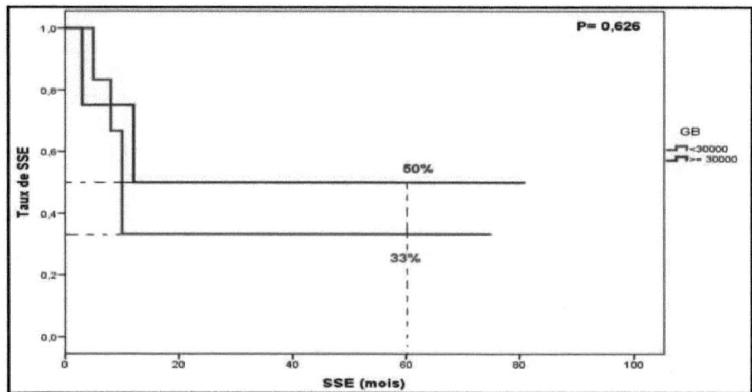

Figura 47: SES em função da contagem de glóbulos brancos.

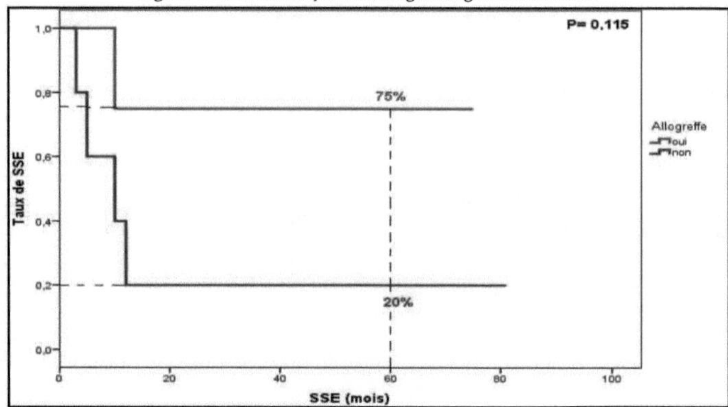

Figura 48: SES em função do aloenxerto.

4.4 Toxicidade do tratamento

É classificada de acordo com a classificação da Organização Mundial de Saúde (OMS) (Anexo 4).

4.4.1 ***LALs não phi+***

> ***Toxicidade hematológica durante o tratamento de indução***

A toxicidade hematológica mais frequente foi a neutropenia, seguida da anemia e da trombocitopenia (Quadro XXIX).

Quadro XXIX: Toxicidade hematológica durante o tratamento de indução da LLA não Phi+.

Toxicidade hematológica	Grau III ou IV em
Anémia	70
Trombocitopenia	64
Neutropenia	79

> ***Toxicidade infecciosa***

1) ***Durante o tratamento de indução***

A neutropenia febril foi registada em 31 casos. Em 15 casos, foi detectado um foco infecioso: digestivo em 5 casos, cutâneo em 3 casos, urinário em 2 casos, anal em 2 casos, pulmonar em 1 caso, um abcesso da tiroide em 1 caso e otorrinolaringológico em 1 caso. A septicemia foi registada em 10 casos, ou seja, 27% dos casos. Os germes mais frequentes foram :

S Staphylococcus aureus (2 casos).

S Klebsiella pneumoniae (2 casos).

S Stenetrophomonas maltophilia (2 casos).

S Acinetobacter baumani (1 caso).

S Achromobacter xylosoxi (1 caso).

S Klebsiella oxytoca (1 caso).

S Enterobacter cloacae (1 caso).

A aspergilose pulmonar foi considerada em 5 casos (13% dos casos). Era provável em 3 casos e possível em 2.

2) ***Durante o tratamento pós-indução***

A neutropenia febril foi registada em 26 casos. Em 18 casos, foi encontrado um foco infecioso, dos seguintes tipos: digestivo em 6 casos, pulmonar em 3 casos, urinário em 2 casos, anal em 1 caso, mucosite em 3 casos, dentário em 1 caso e otorrinolaringológico em 2 casos. Registou-se uma septicemia com pneumonia clepsiana em 1 caso.

> ***Toxicidade metabólica***

1) ***Durante o tratamento de indução***

A diabetes induzida por corticosteróides foi registada em 14 casos (38%), com coma acidótico num caso.

Foram registados dois casos de pancreatite a l'ASPA, um dos quais favorável.

Seis casos (16%) apresentaram uma perturbação do equilíbrio hepático, como a citólise associada à ASPA, com uma evolução favorável.

2) Tratamento pós-indução

O desequilíbrio da diabetes *S* foi registado em 2 casos.

S Insuficiência renal orgânica aguda secundária ao MTX em 1 caso.

Foi registada citólise hepática em 3 casos.

S Icterus secundário à administração de Purinethol num caso.

> ***Outras toxicidades***

1) Durante o tratamento de indução

Registou-se tromboflebite cerebral em três dos nossos doentes, ou seja, 7% dos casos, cuja origem esteve relacionada com a administração de ASPA.

Síndrome sub-oclusivo secundário à administração de Oncovin num caso.

2) Tratamento pós-indução

S Reação alérgica à ASPA = 7 casos.

S Reação alérgica ao Erwiniase = 1 caso.

S Choque com ácido folínico = 1 caso.

S Hematoma extradural subagudo = 1 caso.

S Extravasamento de produto de quimioterapia = 1 caso.

4.4.2 ***phi+ LAL***

> ***Toxicidade hematológica durante o tratamento de indução***

Os pormenores da toxicidade hematológica durante o tratamento de indução são apresentados na Tabela XXX.

Tabela XXX: Toxicidade hematológica durante o tratamento de indução da LLA phi+.

Toxicidade hematológica	Grau III ou IV em
Anémia	80
Trombocitopenia	80
Neutropenia	90

> ***Toxicidade infecciosa***

1) Durante o tratamento de indução

Registou-se neutropenia febril em todos os 10 casos. O portal de entrada foi anal em 4 casos, ORL em 1 caso (angina), cutâneo em 1 caso (panaris) e mucoso em 1 caso (candidíase oral). A aspergilose pulmonar foi registada em 2 casos (possível em 1 caso e provável em 1 caso).

Em 4 casos, não foram detectados focos infecciosos (quadro XXXI).

Quadro XXXI: Repartição dos episódios febris por agregado familiar.

Hall de entrada		Número de casos
Anal	Crack	3
	Abces	1
ENT		1
Cutane		1
Membrana mucosa		1
Pulmonar		2
Sem lareiras		4

2) ***Durante o tratamento pós-indução***

6) foram registados casos de septicemia. Os germes isolados são :

S Staphylococcus aureus: 1 caso (com localização secundária pulmonar e esplénica).

Staphylococcus branco: 1 caso.

S Stenotrophomonas maltophilia: 2 casos.

S Klebsielle pneumoniae: 1 caso.

S Enterobacter cloacae: 1 caso.

Registou-se choque sético em 3 casos. A evolução foi favorável em dois casos e registou-se a morte num caso.

Foi registada uma possível aspergilose pulmonar num caso.

> ***Toxicidade metabólica***

A diabetes induzida por corticosteróides foi registada em 3 casos durante o tratamento de indução (30%). Destes 3, apenas um doente apresentou uma perda de controlo da sua diabetes durante os tratamentos de consolidação.

Um doente desenvolveu insuficiência renal orgânica aguda secundária à toxicidade do MTX durante os tratamentos de consolidação.

Um doente apresentou hipocaliemia grave (diarreia abundante).

Foi registada citólise hepática em 4 casos: 2 durante o tratamento de indução e 2 durante o tratamento de consolidação.

> ***Outras toxicidades***

Apenas um doente teve uma reação alérgica ao Imatinib, que consistiu em rubor facial e vómitos. A reintrodução subsequente de Imatinib com pré-medicação decorreu sem intercorrências.

Num caso, registou-se tromboflebite do membro inferior esquerdo secundária a estroprogestinas.

1 Aspeto do diagnóstico

1.1 Dados epidemiológicos

1.1.1 *Frequência*

A LLA tem uma incidência global de 1 a 1,5 por 100.000 pessoas (10). O pico de incidência situa-se entre os 4 e os 5 anos de idade (4 a 5 casos por 100 000 pessoas), com outro pico aos 50 anos de idade (2 casos por 100 000 pessoas). A LLA é a leucemia infantil mais frequente, mas representa apenas 20% das leucemias do adulto (11). A LLA no adulto é rara, com cerca de 10 000 novos casos diagnosticados na Europa todos os anos (12) (Figura 49).

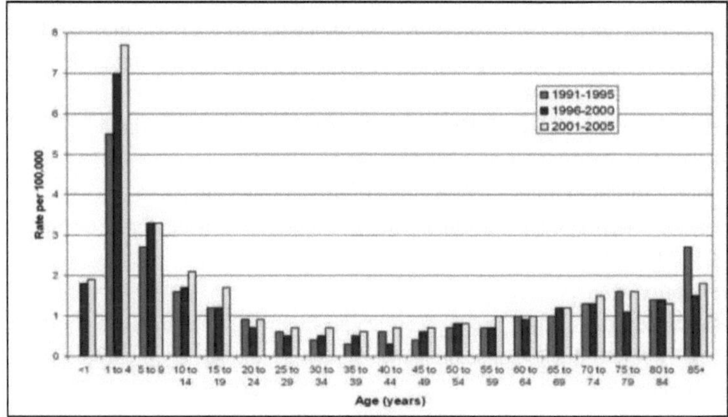

Figura 49: Taxa de incidência específica de LLA por período de observação (13).

Num estudo antigo efectuado em Sfax sobre 531 casos de leucemia, a frequência de LLA do adulto era de 19% das leucemias agudas do adulto e de 12% de todas as leucemias agudas (14) (Figura 50).

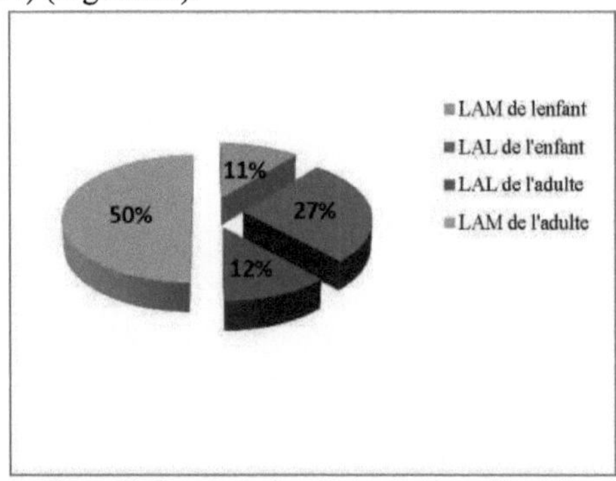

Figura 50: Frequência de cada tipo de AL em Sfax (14).

1.1.2 *Origem geográfica:*

Foi observada uma maior frequência de LLA em adultos na região de Sfax, cerca de 40% dos casos, seguida das regiões de Sidi Bouzid, Gabes e Gafsa (18, 12 e 10% dos casos, respetivamente). Estas taxas são ligeiramente diferentes das séries locais anteriores, com uma frequência mais elevada nas regiões de Sidi Bouzid e Gabes (10 e 9%, respetivamente) e uma frequência mais baixa nas regiões de Sfax e Gafsa (50 e 16%, respetivamente) (7).

1.1.3 *Género :*

Na nossa série, foi registada uma predominância feminina na LLA phi+ e uma ligeira predominância masculina na LLA não phi+. Em várias séries da literatura, foi descrita uma predominância masculina tanto na LLA phi+ como na LLA não Ph+ (15-18).

1.1.4 *Idade :*

A idade mediana na nossa série foi de 42 anos com extremos que variaram entre 20 e 56 anos: foi de 42 anos (extremo 27-56 anos) para doentes com LLA não phi+ e 38 anos (extremo 20-55 anos) para doentes com LLA phi+.

Esta mediana de idade foi superior à descrita na literatura (27,5 a 38 anos) (15-22) devido ao facto de estarmos a utilizar, desde 2009, o protocolo pediátrico para o tratamento da LLA do adolescente e do jovem adulto (até aos 30 anos) (Tabela XXXII).

Tabela XXXII: Idade mediana das diferentes séries da literatura.

Grupo de estudo	Protocolo terapêutico	Ano de estudos	Número de pacientes	Faixa etária (anos)	Idade média (anos)
Tunísia	**A nossa série GRAALL/GRAAPH**	2004- 2015	49	20- 56	42
	Hdiji (8) **LALA 94 (multicêntrico)**	1997-2001	52	21-53	33
	Nasf (7) **LALA76, 78 e HPS 89**	1987-1996	58	16-90	42
	Bouallegue (23) **Hiper CVAD**	2003-2010	30	17-58	28
	Ben Neji (24) **GRAALL 2005**	2009-2012	22	25-45	37,5
França	***Tomás*** (16) **LALA 94**	1994-2002	922	15-55	33
	Huguet (15) **GRAALL 2003**	2003-2005	225	15-60	31
	Huguet (22) **GRAALL 2005**	2006-2014	787	18-59	36,1
Itália	***Anuário*** (17) **GIMEMA**	1988-1994	794	12-60	27,5
	Bassan (19) **NILG TODOS 09/00**	2009	280	16-66	38
Chicago	***Larson*** (18) **CALGB**	1991-1993	198	16-83	35
Espanha	***Ribera*** (21) **PETHEMA**	1993-2002	222	15-50	27
Alemanha	***Gokbuget*** (20) **GMALL**	-	713	15-55	34
Brasil	***Wellington*** (25) **GMALL**	2009-2015	59	16-71	35
Emirados	***Hassan*** (26)	2000-2009	99	15-62	28

	UKALL XII/ECOG E2993				

1.2 Dados clínicos

1.2.1 *Síndrome tumoral*

Foi observada uma síndrome tumoral em 63% dos casos, comparável à série local anterior (67%) e menos frequente do que a série de Sousse (96,6%) (7,23).

1.2.2 *Danos nos testículos*

O envolvimento testicular, que é clássico nos rapazes, é excecional nos adultos (4). Na nossa série, não se registou qualquer envolvimento testicular.

1.2.3 *Danos no sistema nervoso central:*

Na nossa série, o envolvimento do sistema nervoso central foi observado em 3 doentes (5%), comparável ao descrito na série de Sousse (6,6%) (23) e em várias séries da literatura (5 a 10%) (6,11,26,27).

1.3 Dados biológicos

1.3.1 *Hemograma*

A mediana dos níveis de leucócitos na nossa série (10 G/L) foi próxima da da literatura (7,7 G/L a 16,8 G/L) (15-18,20,27), mas inferior à da série local anterior (7) e à da série de Sousse (23). A hiperleucocitose >100 G/L foi encontrada em 12% dos nossos casos, um pouco menos do que na série local anterior e na série de Sousse (34% e 24%, respetivamente) (Tabela XXXIII).

Tabela XXXIII: Taxa mediana de GB para diferentes séries na literatura.

Grupo de estudo	Protocolo terapêutico	Ano de estudos	Número de pacientes	Mediana da taxa de leucócitos (G/L)	GB> 100 G/L (%)
Tunísia	**A nossa série** GRAALL/GRAAPH	2004- 2015	49	10	6 (12)
	Nasfi (7) LALA76, 78 e HPS 89	1987-1996	58	97,3	19 (34)
	Bouallegue (23) Hiper CVAD	2003-2010	30	90,9	7 (24)
	Ben Neji (24) GRAALL 2005	2009-2012	22	14	-
França	*Tomás* (16) LALA 94	1994-2002	922	14,4	-
	Huguet (15) GRAALL 2003	2003-2005	225	11,8	-
Itália	*Annino* (17) GIMEMA	1988-1994	794	13,6	111(14)
	Bassan (19) NILG TODOS 09/00	2009	280	16,5	-
Chicago	*Larson* (18) CALGB	1991-1993	198	16,8	-
Brasil	*Wellington* (25) GMALL	2009-2015	59	12,6	-
Chicago	*Kantarjian* (27) Hiper CVAD	1992-1998.	204	7,7	-

1.3.2 *Estudo de imunofenotipagem*

Na nossa série, a frequência de LLA B (65%) foi comparável às várias séries da literatura (variando entre 60 e 79%) (15-18,22). No entanto, a taxa de fenótipo B foi mais elevada do que nas séries de Sousse e Tunis (23,24) (Tabela XXXIV). As LLAs phi+ eram todas de fenótipo B, tanto na nossa série como nas várias séries da literatura (25,26).

Tabela XXXIV: Distribuição fenotípica da LLA em diferentes séries da literatura.

Série	LALB (%)	LALT (%)	Bifenotípico (%)	Indiferença (%)
A nossa série GRAALL/GRAAPH	32 (65)	16 (33)	1 (2)	-
***Hdiji* (8) LALA 94**	27 (60)	17 (37,8)	-	-
***Ben Neji* (24) GRAALL 2005**	9 (41)	13 (59)	-	-
***Bouallegue* (23) Hiper CVAD**	9 (39,1)	13 (41,9)	-	1 (3,2)
***Tomás* (16) LALA 94**	647 (72)	239 (26)	-	16 (2)
***Huguet* (15) GRAALL 2003**	149 (66)	76 (34)	-	-
***Huguet* (22) GRAALL 2005**	525(67)	262 (33)	-	-
***Annino* (17) GIMEMA**	513 (73)	154 (22)	-	39 (6)
***Larson* (18) CALGB**	116(79)	30 (21)	-	-

1.3.3 *Estudo citogenético*

A análise citogenética na LLA tornou-se uma parte essencial do diagnóstico antes do início do tratamento. As anomalias cromossómicas clonais encontradas têm um valor prognóstico independente, o que torna a cariotipagem essencial, uma vez que condiciona a terapêutica.

A classificação da LLA proposta pela OMS em 2008 e revista em 2016 reflecte esta dimensão (28).

> *Citogenética convencional*: Detecta anomalias cromossómicas clonais em 70% a 84% dos adultos com LLA (29,30). Na nossa série, este estudo detectou anomalias citogenéticas em 51% dos casos, um pouco mais do que a série de Sousse (31% dos casos) (23).

Algumas destas anomalias têm um bom prognóstico, como a hiperdiploidia detectada em 3% dos casos, menos frequente do que a série de Sousse (10%) (23). Outras anomalias têm um mau prognóstico, como a translocação (9,22), encontrada em 18% dos casos, mais frequente do que a série de Sousse (3%) (23) e próxima das diferentes séries da literatura (16,19). A t (4,11), não encontrada na nossa série, é relatada em 4 a 9% dos casos e está associada a um mau prognóstico (15,16,31).

> *Hibridação fluorescente in situ ou FISH:* Completa o cariótipo convencional. Na citogenética hematológica são utilizados três tipos principais de sondas: sondas centroméricas ou sondas do braço longo do gene Y e sondas específicas do locus ou de

sequência única que revelam anomalias estruturais crípticas, tais como inserções de sequências de tamanho demasiado pequeno que escapam à cariotipagem convencional. As principais anomalias citogenéticas descritas na literatura na LLA B e T estão descritas nas tabelas XXXV, XXXVI e XXXVII (32).

Tabela XXXV: Anomalias citogenéticas na LLA (32).

LAL	Anomalia	Incidência	Prognóstico	Tratamento específico?
	Hiperdiploidia	< 10% em adultos/30-35 X em pediatria	Favorável	
	Formas hipodiploides, haploides e quase-tnploides	< 5% em adultos		
B+T	Compartimentos de arrumação MIL	80% em crianças com menos de 1 ano de idade, excecionalmente acima desta idade em crianças, 10% em adultos.	Desfavorável	Agentes desmetilantes, Reino Unido. Inibidores de FLT3, novos análogos de nucleósidos Iclofar abrne)
	Cariótipos complexos (> 5 anomalias)	< 5% em adultos		

Tabela XXXVI: Anomalias citogenéticas em B-ALL (32).

LAL	Anoma lie	Incidência	Prognóstico	Tratamento específico?
	tt9;22Xq34;q 1D/BCRABL1	30-40% em adultos/<5% em crianças		ITK
	FCF3-PBX1 e *TCF3HLF*	4% da LLA infantil e do adulto jovem		
	(IAMP21)	Principalmente crianças e adolescentes		
	Mutações/deleções no gene *IKZF1*	~ ya LAL Ph*, 1/3 LAL não Ph+/15% de LAL B de (criança)	Desfavorável	
B	LAL BCR-ABL1 like	15% da ALL infantil. e provavelmente uma percentagem significativa no grupo etário dos 15-25 anos		ГГК. Inibidores *de JAK2*, inibidores *de FLT3*, rapamicina
	Compartimentos de arrumação *CRLF2*	50% das LLA associadas à síndrome de Down e até 50% das LLA BCR-ABL1 Ake		
	Mutação PAX5	No início da leucemogénese B cerca de 30% da LLA B	?	
	K12;21Kpl2;q22)/TELAMLI	1-3% em adultos/25% em crianças	Favorável	
	Deleção intragénica de ERG	■/3%		

Tabela XXXVII: Anomalias citogenéticas em T-ALL (32).

LAL	Anoma lie	Incidência	Prognóstico	Tratamento específico?
	Sobreexpressão *de TALI* -t(l ;14) (p32 ;ql 1) SL-TAL, por exemplo.	SIL TAL = 20% dos T-ALL infantis com t(l:14)		
	K5;14) /expressão segura de *TLX3/H0X11L2*	10-15% em adultos		
	ttlO :ll)(pl3 ;ql4) com criação do gene de fusão CALM-AF10	7% dos LLA-T mas > 30% dos LLA-T imaturos		
	Mutações em RAS ou PTEN	20-25%		
	Sobreexpressão de *BAALC*		. Desfavorável	
T	Mutações *JAK1/2*. *PTPN2*, IL7-R			Inibidores da JAK
	Mutações *FLT3*	24%		Inibidores do ITK e do FLT3
	ETP. especialmente se CALM-AF10+.	8%		
	Perda de função (perda alélica, deleção ou regulação epigenética) de genes supressores de tumores (por exemplo, *CDKN2A/B)*			
	t(10;14), t(7;101/expressão de *TLX1/HOXU*	10-20% em adultos	Favorável	
	Mutações em *NOTCH1* ou FBXW7	>60%		

1.3.4 ***Biologia molecular:***

Permite a identificação de transcrições de fusão, equivalentes moleculares de certas translocações cromossómicas (quadro XXXVIII). Tem um valor prognóstico, mas é também de grande interesse na avaliação da doença residual e pode ser utilizado na indicação subsequente para o transplante de aloenxertos de medula óssea (33).

Na nossa série, apenas foi detectado o transcrito Bcr-Abl, o equivalente molecular da t(9,22) (q34, q11), que foi positivo em 10 casos, enquanto que em apenas um caso encontrámos a t(9,22) com um transcrito negativo. No Instituto Pasteur de Tunes, apenas são detectados os transcritos Bcr-Abl mais frequentes; não foi possível detetar um transcrito raro.

Em conclusão, a frequência de LLA phi+ foi, portanto, de 22%, comparável com as várias séries na literatura, variando entre 15 e 30% (15,16,26,34) e atingindo 50% nos doentes mais velhos (35).

Dependendo do ponto de rutura no gene BCR, podem formar-se 2 tipos de proteína: p190 ou p210. A primeira é observada exclusivamente na LLA phi+, enquanto a proteína p210 é encontrada em apenas 20-40% dos casos (36). Na nossa série, o tipo de transcrição foi p190 em 70% dos casos e p210 em 30%.

Quadro XXXVIII: Principais anomalias citogenéticas e respectivos rearranjos moleculares (6).

Anomalias citogenéticas	Frequência (%)	Genes
t(9,22) (q34, q11)	15-25	BCR-ABL
del(11) (q21-23)	25-30	ATM
del (17,19)	<5	E2A-HLF
t(4,11), t(9,11)	5-10	MLL
t(7,9) (q34-q32)	<1	TAL2
t(1 ;19)	<5	E2A-PBX1
t(10 ;14)	5-10	HOX11

2 Resultados terapêuticos :

2.1 LAL não phi+ :

2.1.1 *Resposta pré-fase:*

A corticossensibilidade foi inicialmente demonstrada como um bom fator de prognóstico em crianças, e esta noção foi desde então alargada a protocolos para adultos. Foi testada pela primeira vez por *Annino*, que demonstrou que a corticossensibilidade é um importante fator de prognóstico no tratamento da LLA em adultos, com melhor sobrevivência no grupo corticossensível (17). A corticossensibilidade foi encontrada em 89% da nossa série, comparável às várias séries da literatura (15,17,24) (Tabela XXXIX). Os factores preditores de corticoresistência foram a idade e as formas hiperleucocíticas, tanto na nossa série como na literatura (17). [3]Na nossa série, a contagem de leucócitos < 10.000/mm influenciou significativamente a corticossensibilidade (p=0,04).

Tabela XXXIX: Corticosensibilidade de acordo com a série.

Série	Protocolo	Corticosensibilidade
A nossa série **Sfax**	Tunísia GRAALL 2003 e 2005	89%
***Ben Neji* (24) GRAALL 2005**	GRAALL2005	79%
***Annino* (17) Itália**	GIMEMMA TODOS 0288	66%
***Huguet* (15) França**	GRAALL 2003	75%

2.1.2 *Quimiossensibilidade :*

A quimiossensibilidade foi registada em 83% dos casos, comparável a várias séries na literatura (15). A quimiossensibilidade em D15 está correlacionada com um bom prognóstico (37).

2.1.3 *Estudo da remissão completa:*

Na nossa série, 90% dos nossos doentes estavam em RC após um tratamento de indução e 93% após dois tratamentos. Esta taxa é superior à da anterior série local e à da série de Sousse (86% e 76,6%, respetivamente) (7,23) e comparável a diferentes séries na literatura (15-17,19,26) (Tabela XL).

Dois doentes (5%) falharam a terapêutica após dois cursos de quimioterapia. Esta taxa é inferior à da anterior série local (14%) (7), comparável aos resultados da série de Sousse (6,6%) (23) e a várias séries da literatura (16,19,20,25,38). A tabela seguinte resume as taxas de RC e de insucesso para a LLA em adultos relatadas nas várias séries da literatura.

Quadro XL: Taxas de RC e de insucesso para diferentes séries na literatura.

Série	Protocolo	Número de pacientes	Taxa de RC (%)	% de falha de indução
A nossa série **Sfax**	GRAALL 2003 e 2005	39	93	5
Nasf **1999(7) Sfax**	LALA 76, 87 e HPS 89	58	86	14
Hdiji **2013 (8) Tunísia (multicêntrico)**	LALA 94	45	69	9
Ben Neji 2013**(24) Tunes**	GRAALL 2005	22	81	19
Bouallegue **2012 (23) Sousse**	H CVAD	30	76,6	3
Thomas **2004(16) F rança**	LALA 94	922	84	11
Huguet **2009(15) F rança**	GRAALL 2003	225	93,5	0,4
Huguet **2018 (22) F rança**	GRAALL 2005	787	91,9	-
Annino **2002(17) Itália**	GIMEMA ALL 0288	794	86	11
Bassan **2009(19) Itália**	NILG	236	84,3	7,5
Gokbuget 2007**(20) Alemanha**	GMALL	713	89	6
Hassan **2012(26) Emirados Árabes Unidos**	UKALL XII/ ECOG E2993	99	85,7	13
Ação **2013 (34) Chicago**	CALGB 19802	163	80	10
Kenneth **2016 (38) Austrália**	Protocolo LAM	20	79	5
Willington2018**(25) Brasil**	GMALL	59	76	6,8

2.1.4 *Estratificação dos doentes de acordo com o grupo de risco*

Foram desenvolvidos vários esquemas para estratificar os doentes de acordo com factores de prognóstico, com o objetivo de adaptar o tratamento e definir o grupo de doentes elegíveis para uma terapia intensificada através de aloenxerto de medula óssea. Os factores de prognóstico estão divididos em 4 grupos:

> **Parâmetros iniciais:** idade, nível de leucócitos, envolvimento inicial do SNC, envolvimento extra-medular.

> **Fenótipo imunológico:** As LLA pró-B ou pré-B CD10 e as LLA-T de fenótipo precoce ou maduro são classificadas como de alto risco (39).

> **Anomalias citogenéticas e moleculares:** identificadas pela classificação da OMS

(39,40).

> **Resposta ao tratamento**: corticosensibilidade, quimiossensibilidade, RC e nível de doença residual.

emeRelativamente à avaliação da doença residual: vários grupos terapêuticos utilizaram o MRD na classificação prognóstica com diferentes limiares: este limiar foi de 10'2 após a indução e após o bloco de 3 consolidações (MRD1 e MRD2 respetivamente) no protocolo GRAALL 2005, no entanto não é utilizado nem na classificação prognóstica nem na indicação para transplante de aloenxerto (22). -33Mais recentemente, no ensaio GRAALL 2014, MRD1 <10 é considerado um fator de alto risco, enquanto MRD1 >10' ou MRD2 >10-4 são considerados factores de muito alto risco que justificam a indicação de transplante de aloenxerto em RC1 (41).

Na nossa série, 80% dos nossos doentes são tratados de acordo com o grupo RE e 20% de acordo com o grupo STD. A frequência de doentes classificados como de alto risco é superior à da literatura, variando entre 43 e 68% (15,16,25) (Tabela XLI).

Quadro XLI: Repartição dos grupos de risco de acordo com as séries bibliográficas.

Série	Protocolo	DST	BR %
A nossa série **Sfax**	GRAALL 2003 e 2005	20	80
***Huguet* 2009(15) França**	GRAALL 2003	34	66
***Thomas* 2004(16) França**	LALA 94	59	33
***Willington2018*(25)** **Brasil**	GMALL	32	68

A tabela seguinte mostra a estratificação da LLA nos diferentes protocolos relatados na literatura (Tabela XLII).

Tabela XLII: Estratificação terapêutica da LLA em grupos de risco.

Protocolo	Risco padrão	Risco elevado
A nossa série **GRAALL 2003**	Ausência de critérios de ER	* Apenas um dos seguintes factores: - LALB com leucócitos >30.000/mm3. - LLA com leucócitos>100 000/mm3. - LAL pro B - Comum LAL B. - LALT imaturo. - 1 (4,11) ou anomalia 11q23. - Neuromeningite. - Corticoresistência em D8. - Quimioresistência em D15. - Sem RC após o tratamento de indução.
A nossa série **GRAALL 2005**	Ausência de critérios de ER	Para além dos critérios GRAALL 2003 - Todos LALB -1 (1,19), hipo-diploidia, pré-triploidia, cariótipo complexo (> 5 anomalias)
GRAALL 2003 **(15)**	Ausência de critérios de ER	*Todos os B com leucócitos > 30 G/L aquando do diagnóstico. *Presença de envolvimento neuromeníngeo. *Presença de t(4;11) e/ou MLL-AF4, t(1; 19). e/ou E2A-PBX1, hipoploidia e/ou próximo da

		triploidia * Corticorresistência e/ou quimiorresistência. *Sem RC após indução, MRD elevada.
GRAAL 2005 (22)	Ausência de critérios de ER	Para além dos critérios GRAALL 2003, LLA-B com CD10 . Cariótipo complexo.
LALA-94 (16)	Todos TODOS, exceto se não houver RC após indução B-ALL com as seguintes caraterísticas: *Ausência de envolvimento neuro-meningeal * Ausência de anomalias do cromossoma Filadélfia, t(4;11), t(1;19) ou 11q23 * Contagem de leucócitos < 30 G/L no momento do diagnóstico *CD10/CD19, ou CD20/CD19 e ausência de marcadores mielóides *RC após um ciclo de quimioterapia.	***Grupo 2*** Sem critérios de SR com ausência do cromossoma Filadélfia e envolvimento neuromeníngeo Falha ou não realização de testes imunofenotípicos ou citogenéticos. ***Grupo 3***: LLA com presença do cromossoma Filadélfia e/ou Bcr-abl +. ***Grupo 4***: LLA com envolvimento neuromeníngeo.
MRC UKALL XII/ECOG E2993 (42)	Idade < 35 anos obtendo uma RC antes de 4 semanas. ALL B com leucócitos <30 G/L, ALL T com leucócitos <100 G/L.	Idade > 35 anos. Obteve um RC após 4 semanas. ALL B com leucócitos <30 G/L, ALL T com leucócitos >100 G/L.
HOVON (43)	Sem factores de risco.	**Um dos seguintes critérios:** Presença de t (9;22), t (4;11) ou t (1;19). Fenótipo pro B. LAL B com leucócitos >30 G/L, LAL T com leucócitos >100 G/L. Obtenção de RC tardia (após 4 semanas de tratamento de indução).

2.1.5 *Estudo dos óbitos:*

2.1.5.1 *Morte por indução :*

Embora inferior à série local anterior (27%) e comparável à da série de Tunes, a taxa de mortalidade por indução na nossa série foi superior à da série de Sousse e às várias séries da literatura, variando de 4,1 a 17% (15-17,19,23,44) (tabela XLIII). Esta elevada taxa de mortes por indução pode ser explicada por uma gestão inadequada durante o período de aplasia, quer devido à ausência de uma unidade de isolamento estéril (ausência de fluxo laminar), quer devido a um tratamento de apoio inadequado durante o período de aplasia.

Tabela XLIII: Percentagem de mortes por indução e recaídas nas várias séries da literatura.

Série	Protocolo	Número de pacientes	% Indução	% de recaída
A nossa série Sfax	GRAALL 2003 e 2005	39	19	50
***Nasfi* 1999(7) Sfax**	LALA76, 87 e HPS 89	58	27	74
***Bouallegue2012* (23) Sousse**	H CVAD	30	6,6	39,1
***Ben Neji* (24) Tunísia**	GRAALL 2005	22	18	50
***Thomas* 2004(16) França**	LALA 94	922	5	55
***Huguet* 2009(15) França**	GRAALL 2003	225	6	31
***Huguet* 2018 (22) França**	GRAALL 2005	787	5,6	29,8
***Annino* 2002(17) Itália**	GIMEMA ALL 0288	794	7	60
***Bassan* 2009(19) Itália**	NILG	236	8,2	49,6

Hassan 2012(26) Emirados	UKALL XII/ ECOG E2993	99	4,1	-
Acções 2013(34) Chicago	CALGB 19802	163	10	27
Kenneth 2016 (38) Austrália	Protocolo LAM	20	11	40
Willington 2018 (25) Brasil	GMALL	59	17	37

2.1.5.2 ***Mortes na consolidação***

Ocorreram três mortes tóxicas durante o tratamento de consolidação (10%). Esta taxa é inferior à da série de Sousse (53%) (23). Entre as nossas 3 mortes: um doente morreu durante o tratamento de manutenção devido a choque sético e 2 doentes morreram após o aloenxerto.

2.1.6 ***Estudos de recaída :***

2.1.6.1 ***Frequência :***

Embora a taxa de RC para a LLA em adultos seja superior a 90%, apenas 30 a 40% dos doentes têm uma SES prolongada (40). Esta taxa deve-se em parte à elevada frequência de recidivas, que constituem um problema importante na revolução da LLA. Estas recaídas podem ser precoces ou tardias, medulares e/ou extra-medulares (neuromeníngeas ou testiculares). As recidivas medulares isoladas são as mais comuns.

Na nossa série, 50% dos nossos doentes seguidos por LLA apresentaram uma recidiva. Esta taxa é inferior à de uma série local anterior (74%) (7) e comparável às várias séries da literatura (16,17,19) (Tabela XLIII).

Entre as recidivas, 38% apresentaram uma recidiva medular isolada, 3% uma recidiva neuromeníngea isolada e 7% uma recidiva medular e neuromeníngea, sendo estas taxas comparáveis às da série de Sousse (23). Em comparação com a anterior série local, verificou-se uma menor frequência de recidiva medular isolada, meníngea isolada e testicular (38 vs 52%, 3 vs 22% e 0 vs 4%, respetivamente) (tabela XLIV).

A tabela seguinte mostra a frequência e a localização das recidivas na nossa série e noutras séries da literatura:

Tabela XLIV: Localização da recidiva de acordo com as diferentes séries.

	Taxa de recaída (%)	**Recaída medular (%)**	**Recaída meníngea (%)**	**Recaída testicular (%)**	**Recidiva medular + meníngea (%)**	**Recidiva medular + testicular (%)**
A nossa série	50	38	3	-	7	-
***Nasfi* 1999(7)**	74	52	22	4	9	-
***Bouallague* 2012 (23)**	39,1	26	4,3	-	8,69	-
***Huguet* 2018 (22)**	29,8	76	9	-	8	-
***Kantarjian* 2000(27)**	45,9	17,9	14	-	4	-

2.1.6.2 ***Atraso no início das recaídas***

A maioria das recaídas ocorre durante os primeiros dois anos após a remissão completa. São precoces e mais graves se ocorrerem no primeiro ano, e tardias se ocorrerem depois disso. [ere]Na nossa série, 71% das recaídas ocorreram durante os primeiros 1 ano de RC e 93% das recaídas ocorreram durante os primeiros 2 anos. Os nossos resultados são comparáveis aos de uma série local anterior (7) e aos da série publicada por *Annino* (17).

2.1.6.3 *Tratamento das recaídas*

O prognóstico de recidiva é mau. [eme]Apesar de uma taxa de 2 remissão completa que varia entre 20% e 83%, esta RC2 é de curta duração (45). A taxa de sobrevivência livre de doença dos doentes recidivados tratados com quimioterapia seguida de aloenxerto é de apenas 7% a 24% (46).

[eme]Não existe um consenso claro sobre o tratamento de 2 linhas da LLA do adulto. [ereereere]O tratamento depende do tipo de quimioterapia utilizada na primeira linha, da duração da primeira remissão, da idade e da utilização ou não de transplante alogénico na primeira linha.

Foram descritos na literatura vários tipos de quimioterapia: regimes baseados em Aracytin em dose elevada em combinação com Antraciclina, o protocolo FLAG, H CVAD, quimioterapias baseadas em Clofarabina (47-56) (Quadro XLV).

Tabela XLV: Tratamento de resgate para LLA.

Quimioterapia	Número de pacientes	Taxa RC2	Aloenxerto	SG
[22]Aracytine 3g/m D1-J5 + IDA 40mg/m D3 (56)	135	55%	40%	6 meses
[22] Aracytine 3g/m D1-J5 + Novantrona 40 a 60mg/m D1 (53)	11	53%	-	6 meses
[22]Aracytine 1g/m2/12h J1-J5 + Etoposide 100mg/m J1-J5 + Amsacrine 120 mg/m J1-3 (47)	40	40%	10%	5,4 meses
[2]Fludarabina 30mg/m D1-J5 + Aracytin 2g D1-J5 + G-CSF (55)	12	83%	-	-
[22]Fludarabina 25mg/m 5D + Aracytine 2g 5D + IDA 12 mg/m x3D (51)	22	42%	-	13 semanas
Hiper CVAD (52)	66	44%		42 semanas
Hiper CVAD aumentado (50)	88	47%	44%	6 meses
[22]Novantrona 8mg/m x 3J, + Etoposido 100mg/m x 5J + Ifosfamida 1,5g /m2 x 5J (54)	11	73%	-	234 dias

Mais recentemente, a utilização de blinatummomab, nelarabina no tratamento de LLA-T, inotuzumab ozogamicina e imonoterapias que utilizam linfócitos T modificados, denominados células T modificadas por receptores de antigénios quiméricos (células T CAR) (57,58), melhoraram a taxa de RC e a OS.

2.1.7 *Estudo de sobrevivência*

2.1.7.1 *Sobrevivência global*

A taxa de OS foi de 36% aos 5 anos. Esta taxa é superior à relatada na série local anterior (7) (12% aos 5 anos), comparável à relatada por várias séries na literatura, variando de 30 a 60% (15-17,19,25,44), mas permanece inferior ao resultado de GRAALL 2005 (22) (tabela XLVI).

Quadro XLVI: Estudo da OS na LLA em adultos.

Série	Protocolo	Número de pacientes	SG tem 5 anos
A nossa série Sfax	GRAALL 03/05	39	36%
Nasf **1999(7) Sfax**	LALA 76, 87 e HPS 89	58	12%
Thomas **2004 (16) França**	LALA 94	922	33%
Huget **2009 (15) França**	GRAALL 2003	225	60% (42 meses)
Huguet **2018 (22) França**	GRAALL 2005	787	58,5
Ano **2002 (17) Itália**	GIMEMA ALL0288	794	27% (9 anos)
Bassan **2009(19) Itália**	NILG-ALL 09/00	236	34%
Larson 1998 **Chicago**	CALGB	198	43%
Hassan **2012 (26) Emirados**	UKALLXII/ECOG E2993	99	-
Ação **2013 (34) Chicago**	CALGB 19802	163	30%
Kenneth **2016 (38) Austrália**	Protocolo LAM	20	36,8%
Willington **2018 (25) Brasil**	GMALL07/2003	59	15,3 (6 anos)

2.1.7.1.1 Factores de prognóstico relacionados com o doente para a OS:

> **Sexo**

O sexo não parece ser um fator de prognóstico, ao contrário do que tem sido relatado em séries pediátricas, onde o sexo masculino está associado a um mau prognóstico. Na nossa série, o sexo masculino não teve influência na OS (36 vs 37%). Apenas um estudo mostrou uma maior OS nas mulheres (59).

> **Idade**

Na nossa série, a OS foi melhor nos doentes com idade inferior a 40 anos, embora a diferença não tenha sido estatisticamente significativa (p= 0,312).

Tanto o tempo de remissão como a sobrevivência global variam consoante a idade do doente. A sobrevivência diminui progressivamente com a idade, atingindo taxas de sobrevivência inferiores a 10% em doentes com mais de 60 anos (42).

2.1.7.1.2 Factores de prognóstico relacionados com a doença

> **Leucocitose inicial**

A hiperleucocitose inicial é um fator de mau prognóstico associado a uma pior OS. Foi mesmo considerada como o fator de pior prognóstico na LLA-B, com uma sobrevivência global de 19% a 29% (60,61). No entanto, na LLA de linha T, o valor prognóstico dos glóbulos brancos foi reconhecido para valores muito elevados de cerca de 100 G/l. Na nossa série, a OS foi melhor para as formas não hiperleucocíticas (< 30 G/L) (41%) em comparação com as formas hiperleucocíticas (25%), mas não de forma significativa (p=0,492).

> **O fenótipo**

A sobrevivência global aos 5 anos foi ligeiramente melhor para o L-AL-B do que para o L-AL-T (39% vs. 32%), sem que a diferença fosse significativa; estes resultados também foram relatados na série publicada por *Annino* (17). No entanto, para a maioria das séries da literatura, o fenótipo T está correlacionado com uma melhor OS do que o fenótipo B (18,23,27,34) (Tabela XLVII).

Tabela XLVII: Estudo da OS na LLA adulta de acordo com o fenótipo.

Série	% SG		P
	LAL B	LAL T	
A nossa série Sfax	39	32	0,925
***Bouallegue* 2011 (23) Sousse**	58,3	83,1	0,02
***Ação* 2013 (34) Chicago**	25	53	0,035
***Kantarjian* 2000 (27) Chicago**	32,6	36,5	0,46
***Larson 1998*(18) Chicago**	39	60	0,05
***Hassan* 2012 (26) Emirados**	49,7	60	-
***Ano* 2002 (17) Itália**	30	27	-

> **A presença de anomalias citogenéticas**

Na nossa série, a OS foi melhor para os doentes com um cariótipo normal do que para os doentes com um cariótipo patológico, mas a diferença não foi significativa (35% vs 21%). O mesmo foi observado na série de Sousse com uma diferença significativa (49,4 vs 25% com p= 0,05).

De acordo com a literatura, um cariótipo complexo, t(4;11) e t(8,14) estão correlacionados com uma má OS (31).

2.1.7.1.3 Factores de prognóstico relacionados com a resposta ao tratamento

> **Corticosensibilidade**

A OS a 5 anos foi melhor para os doentes corticosensíveis do que para os doentes corticoresistentes (38 vs. 25%). O papel prognóstico da corticossensibilidade foi demonstrado pelo grupo GIMEMA, que apresentou uma OS a 8 anos de 33% para os doentes corticossensíveis e 17% para os doentes corticorresistentes (P=0,0001) (17).

> **Quimiossensibilidade**

Na nossa série, a quimiossensibilidade foi correlacionada com uma melhor OS, embora a diferença não tenha sido significativa (44 vs 20%).

> **O grupo de tratamento**

Na nossa série, a OS dos doentes de alto risco foi superior à dos doentes de risco padrão (40 vs 28%). Este facto pode ser explicado pelo pequeno número de doentes de risco padrão e pela melhor resposta ao transplante alogénico.

> Aloenxertos

Na nossa série, o transplante alogénico de medula óssea foi associado a uma melhor OS a 5 anos com uma diferença significativa (P=0,013); este achado também foi encontrado em várias séries na literatura (62,63).

2.1.7.2 *Sobrevivência sem recidiva*

A SRH a 5 anos na nossa série foi de 46%. Foi melhor do que a observada na série local anterior (12%) (7), comparável à série de Sousse (43,2%) (23) e próxima da relatada pelas várias séries na literatura, variando de 30 a 59% (15) (Tabela XLVIII).

Tabela XLVIII: SSR aos 5 anos para as diferentes séries da literatura.

Série	Protocolo	SSR aos 5 anos de idade % de SSR aos 5 anos de idade
A nossa série **Sfax**	GRAAL	46
***Nasfi* 1999 (7) Sfax**	LALA76, 87 e HPS 89	12
***Bouallegue* 2012 (23)** **Sousse**	Hiper CVAD	43,2 (24 meses)
***Thomas* 2004 (16) França**	LALA 94	30
***Huguet* 2009 (15) França**	GRAALL 2003	59 (42 meses)
***Bassan* 2009 (19)** **Emirados**	NILG-ALL 09/00	33
***Stock* 2013 (44) Chicago**	CALGB 19802	35
***Kenneth* 2016 (38)** **Austrália**	Protocolo LAM	44,1

Na nossa série, a quimiossensibilidade e a ausência de uma síndroma tumoral tiveram uma influência estatisticamente significativa na SRH (0,05 e 0,028, respetivamente). Estes parâmetros não foram estudados na literatura.

A corticosensibilidade está correlacionada com uma melhor SSR, tanto na nossa série (51 vs 25% p=) como na série de *Annino* e *Thomas* (p= 0,0003 e 0,02 respetivamente) (16,17).

O grupo de risco não se correlacionou com uma melhor SSR na nossa série. No entanto, na série publicada por *Huguet* (15), a SRH foi melhor nos doentes tratados no grupo DST do que no grupo ER, com uma diferença estatisticamente significativa (68 vs 52%, p=0,05).

O aloenxerto melhora significativamente a SSR, tanto na nossa série como na série publicada por *Thomas* (45 vs 23% p=0,007) (16).

2.1.7.3 *Sobrevivência livre de acontecimentos*

A SES a 5 anos na nossa série foi de 39%. Foi melhor do que a observada na série local anterior (12%) (7) (devido a menos mortes por indução), mas inferior à relatada pelos estudos GRAALL 2003 e 2005 (Tabela XLIX).

Quadro XLIX: SES aos 5 anos para diferentes séries da literatura.

Série	Protocolo	SES aos 5 anos (%)
A nossa série **Sfax**	GRAALL Tunisino	39
Nasf **1999 (7) Sfax**	LALA 76, 87 e HPS 89	12
Bouallegue **2011 (23)** **Sousse**	Hiper CVAD	47,3 (24 meses)
Huguet **2009(15) França**	GRAALL 2003	55 (42 meses)
Huguet **2018 (22)** **França**	GRAALL 2005	52,5
Hassan **2012(26)** **Emirados**	UKALLXII/ECOG E2993	27,8 (3 anos)

2.1.7.3.1 Factores de prognóstico relacionados com o doente

> **Idade**

Na nossa série, o NSE dos pacientes com idade < 40 anos foi melhor do que o dos pacientes com idade > 40 anos, mas a diferença não foi significativa. De acordo com a literatura, uma idade < 45 anos está correlacionada com um melhor SES (15,26).

> **Sexo**

Não houve diferença no NSE entre os doentes do sexo masculino e feminino (36 vs 35%). No entanto, os doentes do sexo masculino tinham um melhor NSE nas séries de Sousse, *Xu* e *Hassan* (23,26,64).

2.1.7.3.2 Factores de prognóstico relacionados com a doença

> **Hiperleucocitose**

Na nossa série, as formas não hiperleucocíticas (<30 G/L) foram associadas a uma melhor SES (39 vs 20%). Este facto é comparável ao da série de Sousse (23).

> **O fenótipo**

Na nossa série, o fenótipo B de LLA correlacionou-se com um melhor NSE sem que a diferença fosse significativa (38 vs 32%). Na série de Sousse e nas várias séries da literatura, o fenótipo T teve um melhor NSE do que o fenótipo B (23,26,65).

> **Anomalias citogenéticas**

Na nossa série, a SES a 5 anos foi de 34% para os doentes com um cariótipo normal e de 20% para os doentes com um cariótipo patológico (p= 0,757). Na série de Sousse, a SES foi melhor para os cariótipos normais com uma diferença significativa (74,1 vs 50%, p= 0,05) (23).

2.1.7.3.3 Factores de prognóstico relacionados com a resposta ao tratamento

> **Corticosensibilidade**

O NSE dos nossos pacientes corticosensíveis é melhor do que o dos pacientes corticoresistentes (36 vs 25%) sem que a diferença seja significativa. Este facto foi também demonstrado por *Cortes* (37).

> **Quimiossensibilidade**

Na nossa série, a quimiossensibilidade melhorou a EES sem que a diferença fosse estatisticamente significativa (48 vs 20). No estudo publicado por *Cortes*, a quimiorresistência foi correlacionada com uma SES pobre com um p significativo de 0,00006 (37).

> **O grupo de risco**

Na nossa série, não se registaram diferenças em termos de NSE dos doentes.

tratados de acordo com o grupo STD em comparação com os tratados de acordo com o grupo RE.

Este facto pode ser explicado pela melhoria do NSE do grupo ER após o aloenxerto.

> **Transplantes alogénicos de medula óssea**

O transplante alogénico de medula óssea melhorou de forma estatisticamente significativa o NSE, tanto na nossa série como na série publicada por *Rowe* (66).

2.2 LAL phi+ :

O cromossoma phi+ é o resultado de uma translocação recíproca entre os cromossomas 9 e 22, resultando numa fusão do gene BCR (breakpoint cluster region) no cromossoma 22 com o gene ABL (abelson tyrosine kinase) no cromossoma 9. Esta t(9;22) (q34;q11) codifica uma proteína BCR-ABL com atividade de tirosina cinase.

2.2.1 *Estudo da remissão completa*

emeA taxa global de RC na nossa série foi de 90% (70% após um tratamento e um ganho de 20% após o segundo tratamento). Esta taxa é comparável a diferentes séries na literatura, variando de 93 a 97% (67-73) (Tabela L).

Tabela L: Taxas de RC, recidiva e morte por indução em LLA phi+ de diferentes séries da literatura.

Série	Protocolo	Indução de Deces (%)	RC (%)	Recaída (%)
A nossa série sobre a Tunísia	GRAAPH Tunísia 2005	10	90	33
***Labarthe* 2006 (72) França**	GRAFICO 2003	6	96	18
***Chalandon* 2015 (71) França**	GRAFICO 2005	3,7	94,8	-
***Lee* 2005 (73) Coreia**	Imatinib + quimioterapia intensiva	5	95	31
***Wassmann* 2006 (69) Alemanha**	GMALL 06/99 e 07/03	-	95	-
Thomas 2010 (70) Texas	Hiper CVAD + Imatinib	-	93	24
***Wang* 2017 (67) China**	CODP (indução), hiper CVAD (consolidação)	2,1	95,8	22
***Hatta* 2017(68) Japão**	ALL202 (Imatinib 600 mg)	3	97	38

2.2.2 *outono*

Na nossa série, 33% dos nossos doentes com LLA phi+ tiveram uma recidiva medular isolada durante o seguimento. Esta taxa é comparável a diferentes séries na literatura, onde a taxa de recidiva variou entre 18 e 38% (70,73,74) (Tabela L).

2.2.3 *Estudo dos óbitos*

Em nossa casuística, a taxa de óbito durante o tratamento de indução foi 10% maior do que a relatada na literatura (2,1 a 5%) (67,68,7173) (Tabela L).

2.2.4 *Estudo de sobrevivência*

2.2.4.1 *Sobrevivência global*

A SG a 5 anos na nossa série foi de 50%, comparável a diferentes séries na literatura, variando de 43 a 69% (67-73) (Tabela LI).

Tabela LI: SG de phi+ LALs de diferentes séries da literatura.

Série	Protocolo	SG(%)
A nossa série sobre a Tunísia	GRAAPH Tunísia 2005	50
***Labarthe* 2006 (72) França**	GRAFICO 2003	65 (18 meses)
***Chalandon* 2015 (71) França**	GRAFICO 2005	45,6
***Lee* 2005(73) Coreia**	Imatinib + quimioterapia intensiva	60 (26 meses)
***Wassmann* 2006 (69) Alemanha**	GMALL 06/99 e 07/03	43 (2 anos)
***Thomas* 2010 (70) Texas**	Hiper CVAD + Imatinib	54 (3 anos)
***Hatta* 2017(68) China**	ALL202 (Imatinib 600 mg)	50 (5 anos)
***Wang* 2017 (67) Japão**	CODP (indução), hiper CVAD (consolidação)	69,2 (4 anos)

A idade, o sexo e a presença de uma síndroma tumoral não influenciam a OS nem na nossa série nem na literatura (67,68). [3]No entanto, uma contagem de leucócitos < 30000 elt/mm está correlacionada com a OS na nossa série e na literatura (67,68,75). O transplante alogénico de medula óssea melhora significativamente a OS em várias séries da literatura (67,68,71,75,76), o que também foi observado na nossa série (Tabela LII).

Tabela LII: SO de LLA phi+ de diferentes séries da literatura de acordo com o aloenxerto.

Série	SG (%)	P
A nossa série sobre a Tunísia	80 vs. 20	0,145
Chalandon 2015 (71) França	-	0,002
***Hatta* 2017(68) China**	-	< 0,001
***Bassan* 2010 (75) Itália**	50 vs 16	0,00
***Seol* 2017 (76) Coreia**	-	0,000
***Wang* 2017(67) Japão**	82,6 vs 46,5	< 0,001

2.2.4.2 *Sobrevivência sem recidiva*

A SSR na nossa série foi de 58% aos 12 meses, comparável às diferentes séries da literatura que variam entre 43 e 60,9% (67,68,72) (Tabela LIII).

Quadro LIII: SSR de phi+ ALL de diferentes séries da literatura.

Série	SSR % DE
A nossa série sobre a Tunísia	58 (12 meses)
***Hatta* 2017(68) China**	43 (5 anos)
***Labarthe* 2006 (72) França**	51 (18 meses)
***Wang* 2017 (67) Japão**	60,9 (4 anos)

Na nossa série, a SRH foi melhor nos doentes com idade inferior a 40 anos (50 vs 25%) e nos doentes com aloenxertos (80 vs 33%), embora a diferença não tenha sido estatisticamente significativa. A taxa de leucócitos não teve influência na SRH (53 vs 66%).

Nas várias séries da literatura, uma idade < 40 anos e um nível de leucócitos < 30 G/L estão correlacionados com uma melhor SSR (67,74). O aloenxerto está associado a uma melhor RFS tanto em nossa série quanto na literatura (Tabela LIV).

Tabela LIV: SSR da LLA phi+ de acordo com o aloenxerto em diferentes séries da literatura.

Série	Protocolo	SSR de aloenxerto vs. não aloenxerto (%)	P
A nossa série sobre a Tunísia	GRAFICO 2005	80 vs 33	0,116
***Hatta* 2017 (68) China**	ALL202 (Imatinib 600mg)	-	< 0,001
***Chalandon* 2015 (71) França**	GRAFICO 2005	-	0,036
***Wang* 2017 (67) Japão**	CODP (indução), hiper CVAD (consolidação)	71,3 vs 43,9	< 0,001

2.2.4.3 *Sobrevivência livre de acontecimentos*

Na nossa série, o SES aos 5 anos foi de 40%, comparável às várias séries da literatura (tabela LV).

Tabela LV: SES de phi+ LALs de diferentes séries da literatura.

Série	Protocolo	SES (%)
A nossa série sobre a Tunísia	GRAFICO 2005	40
***Chalandon* (71) França**	GRAFICO 2005	37,1
***Fielding* (77) Londres**	UKALLXII/ECOG2993	33

Uma idade > 40 anos está correlacionada com um baixo nível de SES tanto na nossa série como em diferentes séries na literatura (71). O sexo masculino (33 vs 42) e os níveis de leucócitos não tiveram influência na EES. O transplante alogénico melhorou a EES, mas a diferença não foi significativa (75 vs 20). Este facto pode ser explicado pela pequena dimensão da nossa população.

3 O papel da MRD na avaliação da resposta

3.1 Definição :

^{12} No momento do diagnóstico, estima-se que a massa tumoral tenha pelo menos 10

células leucémicas. A definição clássica de remissão completa é a presença de menos de 5% de blastos no mielograma. ^{10}No entanto, a massa tumoral residual não detectada pela análise citológica pode atingir as 10 células - trata-se de doença residual.
O objetivo atual da terapia melhorada é conseguir uma remissão completa com um nível baixo de DRM.

3.2 Recursos :

A avaliação da MRD é possível através da deteção por PCR do transcrito de fusão ou do rearranjo clonal dos genes da imunoglobulina e do recetor T (TCR), ou através da deteção por citometria de fluxo de um fenótipo aberrante expresso por blastos no momento do diagnóstico (78).

3.2.1 ***Citometria de fluxo:***

Envolve a deteção de um fenótipo aberrante expresso por células blásticas e não expresso por células hematopoiéticas normais (79). A FC é um método rápido, simples e menos dispendioso do que a técnica de biologia molecular (80), mas a fiabilidade dos resultados depende do número e, sobretudo, da qualidade (sensibilidade e estabilidade) dos marcadores testados e também do número de cores utilizadas. Observou-se uma melhor sensibilidade e especificidade com a utilização de 4 ou mais cores (80). $^{-3-4}$O limiar de sensibilidade da FC para a avaliação da MRD é de 10 a 10 (79).

322 ***Biologia molecular (PCR) :***

Consiste na amplificação de um marcador molecular de clonalidade, representado pelo rearranjo de genes de imunoglobulinas ou de receptores T (TCR), ou de um transcrito de fusão específico do blastócito.
A técnica de PCR tem uma sensibilidade que varia entre 10-4 e 10-6 células (79).

3.2.3 ***Resultados e benefícios terapêuticos:***

Qualquer que seja o método utilizado, o nível de MRD é classificado como :
$^{-4}$Nível baixo: MRD <10: baixo risco de recidiva.
-Nível elevado: MRD >10-4: risco elevado de recaída.
$^{-4}$A presença de MRD detetável num limiar superior a 10 após a indução é fortemente preditiva de recidiva (5,80,81) e, consequentemente, de uma sobrevida reduzida.
Em alguns protocolos, mesmo os doentes de alto risco com uma MRD negativa são considerados como tendo um prognóstico relativamente bom e já não são candidatos a um aloenxerto de primeira linha (5).
A avaliação da DRM a vários níveis durante o tratamento permite o acompanhamento da doença e a deteção atempada de eventuais recaídas, muitas vezes subclínicas.

4 O papel dos factores de crescimento hematopoiético

A utilização de factores de crescimento hematopoiético (HGF) reduz a incidência e a duração dos episódios febris associados à neutropenia (5,33), bem como das infecções graves. Como resultado, a taxa de morte por indução é reduzida, especialmente em indivíduos idosos (18).
Além disso, a utilização de PCH parece estar associada a melhores taxas de remissão

completa em alguns estudos (18).
A vantagem da utilização destes PCH é particularmente óbvia para as leucemias de alto risco, mas menos óbvia para as leucemias linfoblásticas agudas de risco padrão (82,83).

5 Profilaxia neuro-meningeal :

A profilaxia do SNC é essencial no tratamento da LLA adulta, uma vez que 30% dos doentes com RC apresentam uma recaída neuromeníngea na ausência desta profilaxia, em comparação com apenas 5% com profilaxia (84).
Esta profilaxia baseia-se numa combinação de 3 abordagens (5,6):

- Utilização de doses elevadas de quimioterapia meníngea intravenosa: MTX HD, Aracytine HD, L-Asparaginase, Dexametasona.
- Punções lombares com injeção intratecal de quimioterapia: MTX + Corticóides + Aracytin.
- Irradiação cerebromeningeal.

No protocolo GRAALL 2005, este consistiu na administração de 7 LP (uma LP simples durante a pré-fase e 6 LP triplas) combinada com irradiação do SNC. Esta irradiação profiláctica teve lugar entre o fim da intensificação retardada e o início do tratamento de manutenção. Inclui dois campos laterais que cobrem o crânio, a base do crânio e as duas primeiras vértebras cervicais. As doses são de 18 Gy em 10 sessões (5 sessões por semana durante 2 semanas).

6 Tratamento da LLA phi+ com TKIs em combinação com quimioterapia:

[ere]O imatinib, um TKI de primeira geração, liga-se ao fragmento inativo da quinase bcr-abl, bloqueando parcialmente o seu local de ligação ao ATP. Isto impede a alteração conformacional da tirosina quinase ativa (85).
[eme]O dasatinib, um inibidor de segunda geração, tem uma inibição mais potente da atividade cinase do BCR-ABL, podendo ligar-se à forma ativa ou inativa do domínio cinase do ABL. Também inibe as proteínas da família SRC e atravessa a barreira meníngea (86).
[eme]O nilotinib, um inibidor de segunda geração, tem maior afinidade e seletividade para a quinase BCR-ABL do que o imatinib e inibe a atividade da tirosina quinase do gene ABL e dos mutantes ABL, exceto T 315 I (87).
[eme]O ponatinib, um inibidor de 3 geração, é um potente pan-inibidor do BCR-ABL com elevada afinidade de ligação às formas nativa e mutante da quinase ABL. Inibe a atividade da tirosina quinase tanto do gene ABL como do mutante ABL T315I (88).
A combinação de Imatinib com quimioterapia não está associada a um aumento da toxicidade (5), mas sim a um aumento da taxa de RC, a uma melhoria da sobrevivência global e a um aumento do número de doentes que recebem um aloenxerto RC1. A taxa de RC dos doentes incluídos no protocolo GRAAPH 2003 que beneficiaram do Imatinib foi de 96%, e a taxa de OS a quatro anos foi de 52% para os doentes tratados com Imatinib em combinação com quimioterapia aliviada versus 20%

antes da introdução dos TKIs (89). Esta taxa foi de 54% aos três anos para os doentes incluídos no protocolo HCVAD em combinação com Imatinib, em comparação com apenas 15% para os doentes que receberam o mesmo protocolo sem Imatinib (62,71).

O Dasatinib foi inicialmente prescrito para doentes resistentes ou intolerantes ao Imatinib com resultados satisfatórios: num estudo em que 78% dos doentes apresentavam mutações no domínio da cinase (incluindo 20% com a mutação T315 I), obteve-se uma resposta molecular importante e uma resposta citogenética completa em 42% e 58% dos casos, respetivamente (86).

No estudo GIMAMA LAL1205, a indução combinando Dasatinib com corticoterapias para doentes com LLA phi+ foi associada a uma resposta rápida e profunda. Aos 20 meses de seguimento, a sobrevivência global foi de 69% e a sobrevivência livre de doença foi de 51% (90).

Mais recentemente, um ensaio que combinou Dasatinib com quimioterapia do tipo HCVAD em 35 doentes com LLA phi+ não tratada previamente mostrou resultados encorajadores, com uma taxa de remissão completa de 94% e uma taxa de sobrevivência a 2 anos de 64% (91).

A utilização do nilotinib na LLA phi+ foi recentemente testada. Um estudo publicado que combinou o nilotinib com quimioterapia em doentes não tratados inicialmente mostrou: uma taxa de resposta molecular de 4,5 em 91% dos casos e uma taxa de sobrevivência sem recidiva aos 2 anos em 72% dos casos (92).

No estudo de fase II PACE, 32 doentes com LLA phi+ foram tratados com Ponatinib. Todos eram resistentes a pelo menos 2 TKIs e 13 doentes eram resistentes a pelo menos três TKIs: foi obtida uma resposta hematológica importante em 41% dos casos, uma resposta citogenética importante em 47% e uma resposta citogenética completa em 38% dos casos (88).

Na nossa série, todos os doentes foram inicialmente tratados com quimioterapia em combinação com Imatinib, de acordo com um protocolo inspirado no protocolo GRAAPH 2005. [eme]Três doentes eram resistentes ao Imatinib, dois dos quais foram tratados em 2 linhas com Dasatinib. [emeeme] O terceiro doente não recebeu tratamento com um TKI de 2.ª geração devido à indisponibilidade do tratamento.

7 Local do auto-enxerto

A autotransplantação utiliza medula colhida em remissão, eventualmente tratada in vitro com quimioterapia ou anticorpos monoclonais, de modo a eliminar a doença residual no enxerto. Esta medula é depois transfundida como nos transplantes alogénicos, após condicionamento.

O autotransplante foi comparado na primeira remissão com os tratamentos pós-indução para a LLA não phi+ e não foi demonstrada qualquer diferença significativa, embora parecesse haver menos recaídas para além dos 3 anos com o autotransplante (16,93,94).

Além disso, o autotransplante continua a ter lugar na LLA phi+ sem dadores compatíveis com HLA e com resposta molecular completa após 2 cursos de quimioterapia. No protocolo GRAAPH 2005, 29 doentes foram submetidos a autotransplante. A OS e a RFS foram comparáveis entre os doentes com aloenxerto e com autoenxerto (71).

8 Local do aloenxerto

O transplante alogénico de medula óssea é um tratamento potencialmente curativo para a LLA, especialmente quando utilizado como terapêutica de consolidação em doentes com CR1. Os seus benefícios baseiam-se no efeito imunológico do enxerto contra a leucemia e, mais secundariamente, no efeito dose-intensivo do condicionamento em termos de erradicação de blastos (5).

Tendo em conta os bons resultados obtidos com a quimioterapia isolada nos grupos de DST e a elevada taxa de MRT, esta só está indicada para os doentes de alto risco com o objetivo de melhorar a sobrevivência (5,33).

Após uma recaída, o transplante de aloenxerto é a melhor alternativa terapêutica em CR2 com uma OS de 33% comparada com 8% para doentes CR2 tratados apenas com quimioterapia (95).

Na nossa série, 13 doentes foram aloenxertados em CR1: 9 LLA não phi+ e 4 LLA phi+. Nove doentes estão vivos em RC, incluindo 6 LLA não phi+ e 3 LLA phi+.

O estudo prospetivo LALA87 demonstrou uma vantagem significativa para os doentes de alto risco em termos de SRH do aloenxerto em relação à quimioterapia isolada ou em combinação com o autoenxerto (39 vs 15%). Este facto foi também validado no estudo LALA 94, onde o aloenxerto demonstrou a sua superioridade em termos de SRH para os doentes de alto risco (45 vs 23%) com uma diferença significativa (p=0,007). O efeito benéfico do aloenxerto na SES foi demonstrado pela série *City of Hope e Standfor University*, com uma SES a 5 anos de 64% e uma taxa de recaída de 15% (96).

Nos últimos anos, a estratificação do prognóstico com base no nível de MRD tornou possível selecionar um grupo de doentes de muito alto risco com uma MRD positiva. Apenas estes doentes serão candidatos a um transplante alogénico de medula óssea. Este critério foi adaptado pelo ensaio GRAALL 2014, cujos resultados estão atualmente a ser publicados (41).

Devido à gravidade da forma phi+, a maioria dos autores recomenda a intensificação da terapêutica para os doentes em RC. [eme]No entanto, a questão que se coloca atualmente é se a utilização inicial de um TKI de 2 geração em combinação com quimioterapia evitará a necessidade de transplante.

Embora a utilização de quimioterapia em combinação com TKIs no tratamento da LLA phi+ aumente as taxas de RC para 90%, a maioria dos doentes recidiva no prazo de 6 a 11 meses após o início do tratamento, justificando a intensificação através de aloenxertos. De facto, 3 estudos demonstraram os benefícios da terapia com aloenxertos no tratamento da LLA phi+:

No estudo JALSG ALL202, o risco de recaída foi estimado em 13% no grupo dos aloenxertos e em 90% nos doentes não aloenxertados. A sobrevivência global dos doentes com aloenxertos aos 3 anos foi de 65% (74).

A utilização de Imatinib em combinação com hiper CVAD seguido de aloenxerto

melhorou a sobrevivência global aos 3 anos em 90% em comparação com apenas 33% sem aloenxerto(70).
Os resultados do protocolo GRAAPH 2003 que combina o imatinib com a quimioterapia mostraram uma sobrevivência global aos 4 anos de 55% com o aloenxerto em comparação com apenas 25% sem o aloenxerto (89).
Para responder à questão de saber se é necessário combinar a quimioterapia com os TKIs e se o transplante alogénico de medula óssea é obrigatório para os doentes com resposta molecular completa em CR1, foi lançado um ensaio clínico pelo Estern Cooperative Oncology Group/American College of Radiology Imaging Network (ECOG/ACRIN) que randomizou Blinatumumab, TKIs e corticosteróides versus TKIs mais quimioterapia. [eme]Uma 2 randomização de pacientes com MRD negativo entre aloenxerto de medula óssea e terapia de manutenção com TKI. Os resultados deste ensaio ainda não foram publicados.

≥ ***Utilização de TKIs pós-transplante :***

É necessário prescrever um TKI após o aloenxerto? e que TKI deve ser prescrito? O risco de recidiva pós-enxerto é maior se a transcrição Bcr-Abl for detetável antes do enxerto. Algumas equipas recomendam o tratamento com TKIs pós-enxerto para reduzir o risco de recaída. Um grupo de peritos do Acute Leukemia Working Party publicou recomendações para a utilização de TKIs pós-enxerto, tendo em conta os resultados inconclusivos dos estudos retrospectivos e a ausência de estudos prospectivos. Estas recomendações incluem (97):

- A monitorização molecular através da pesquisa do transcrito Bcr-abl e da determinação do estado da mutação deve ser efectuada antes e depois do transplante alogénico.
- A monitorização da MRD deve começar 4 semanas após o transplante alogénico. [ere]Durante o primeiro ano de tratamento, a monitorização molecular deve ser efectuada a cada 6 a 8 semanas numa amostra de medula óssea e a cada 4 a 6 semanas numa amostra de sangue periférico.
- Os doentes com MRD indetetável após um transplante alogénico podem receber tratamento profilático ou ser monitorizados até que a MRD se torne positiva.
- Os doentes com resultados positivos na pesquisa de MRD após um transplante alogénico devem receber tratamento profilático com TKIs o mais rapidamente possível.
- [ere]O tratamento de 1.ª linha é o Imatinib numa dose de 400 mg/d. [-4eme]Os doentes com recidiva molecular precoce (no prazo de 3 meses após o aloenxerto) ou níveis de BCR-ABL superiores a 10 em qualquer altura após o aloenxerto devem ser tratados com TKIs de 2 gerações (Nilotinib 200 mg/d ou Dasatinib 50-100 mg/d). [eme]Os TKIs de 2 geração devem ser utilizados em caso de resistência ao imatinib ou se existir uma mutação do domínio da cinase antes ou depois do aloenxerto. [eme]Recomenda-se a mudança para um TKI de 2 geração se o transcrito de Bcr-Abl for detetável 6 a 8 semanas após o transplante.
- Os doentes com doença do sistema nervoso central devem ser tratados com

Dasatinib.

- O tratamento com TKI deve ser continuado durante 12 meses após a negativação da MRD para os doentes aloenxertados em CR1. Para os doentes que tenham sido aloenxertados em CR2 ou em remissão tardia, o tratamento deve ser prescrito para toda a vida, exceto se houver problemas de tolerância ou segurança. Podem ser necessários ajustamentos individuais em caso de toxicidade grave.
- Os efeitos adversos hematológicos e extra-hematológicos devem ser monitorizados de acordo com a toxicidade de cada tipo de TKI.

9 LLA do adolescente e do jovem adulto (AYA) :

A definição de "AYA" varia entre as equipas de investigação. Abrange doentes com idades compreendidas entre os 15 e os 18 anos para alguns, e mais de 25 anos para outros (40). Em comparação com as crianças, este grupo de doentes caracteriza-se por uma maior frequência de anomalias citogenéticas de mau prognóstico e uma menor frequência de anomalias de bom prognóstico (40).

As recomendações terapêuticas actuais para o grupo AYA privilegiam o tratamento segundo protocolos inspirados nos protocolos pediátricos. Os resultados terapêuticos são muito encorajadores:

-As taxas de sobrevivência variaram entre 67% e 78% para os AYA tratados com protocolos pediátricos, em comparação com 34% a 41% para os AYA tratados com protocolos para adultos.

-O maior estudo prospetivo realizado pelo estudo intergrupo dos EUA (318 AYA tratados entre 2007 e 2012) mostrou uma taxa de DC tóxica de 3%, SO e SES aos 2 anos de 79% e 66% (98,99).

A tabela seguinte apresenta os resultados terapêuticos da LLA no grupo AYA tratada com protocolos para adultos versus protocolos pediátricos em alguns estudos retrospectivos:

Tabela LVI: Resultados terapêuticos de AYA de acordo com o grupo de estudo.

Estudos/comparação		Número	Faixa etária (anos)	Idade média (anos)	Taxa de RC	Taxa de sobrevivência
Estados Unidos (100)	CALGB (adulto)	124	16-20	19	90%	SG tem 7 anos 46
	CCG (pediátrico)	197	16-20	16	90%	67%
França (101)	LALA-94(adulto)	100	15-20	18	83%	SSE aos 5 anos 41
	FRALLE-93 (pediátrico)	77	15-20	16	94%	67%
Países Baixos (102)	HOVON (adulto)	73	15-20	20	91%	SSE 5 anos 38
	DCOG (pediatria)	47	15-20	12	98%	71%
Reino Unido (103)	UKLLXII/E2993 (adulto)	67	15-17	-	94%	SG aos 5 anos 56
	ALL97 (pediátrico)	61	15-17	-	98%	71%
Finlândia (104)	Leucemia finlandesa (adulto)	97	17-25	19	97%	SG tem 5 anos de idade 60%.

	NOPHO (pediátrico)	128	10-16	13	96%	67%

A nossa equipa incluiu os AYA até aos 25 anos no protocolo infantil desde 2000 e, tendo em conta os resultados encorajadores relatados no trabalho de *Frikha. I* (105), o nosso centro decidiu alargar o protocolo infantil EROTC 58951 para abranger os AYA até aos 30 anos de idade em 2009.

10 Novas terapias :

Recentemente, foram testados novos agentes terapêuticos no tratamento da LLA do adulto com o objetivo de melhorar os resultados terapêuticos, tanto na primeira linha como nas formas recidivantes ou refractárias.

Estão atualmente a ser desenvolvidas várias novas moléculas para o tratamento da LLA phi+: INNO-406, Busutinib, XL228, FTY720, AP24534, DCC2036, PHA-739358 e Sorafenib....

O INNO-406 e o bosutinib são inibidores do SCR e do ABL. Disponíveis por via oral, demonstraram atividade contra mutantes BCR-ABL resistentes ao imatinib (106,107).

10.1.1 *Rituximab*

O rituximab é um anticorpo quimérico anti-CD20 comercializado sob a marca Mabthera.

O rituximab destina-se a ser utilizado em LLA-B CD 20+. A combinação deste anticorpo com quimioterapia aumenta a OS e a DFS.

O protocolo GRAALL 2005 testou a adição de Rituximab à quimioterapia (16 a 18 injecções), em 105 doentes com idades compreendidas entre os 15 e os 59 anos. A SES a 2 anos no braço do Rituximab foi de 65% em comparação com 52% no braço sem Rituximab, com uma diferença significativa (p= 0,04) e sem aumento da toxicidade (108). O Rituximab foi combinado com o protocolo HCVAD pelo grupo MD Anderson, resultando, para doentes com menos de 60 anos, num aumento da duração da RC (70% versus 38% p<0,001), numa melhoria da sobrevivência global (75% versus 47%) e numa redução da taxa de recaída (109). Foram obtidos resultados semelhantes no grupo alemão que estudou a LLA em adultos (110).

10.1.2 *Blinatumommab*

O blinatumommab é um anticorpo bi-específico: por um lado, liga-se seletivamente ao CD19, presente na maioria dos LLA-B, e, por outro lado, ao CD3 presente na célula T citotóxica. Esta ligação ativa os linfócitos T endógenos responsáveis pela irradiação do tumor. O blinatummomab tem sido utilizado tanto em LLA não phi+ como em LLA phi+. A sua prescrição para doentes com LLA não phi+ refractária ou recidivada resultou numa taxa de RC de cerca de 43% (57,111).

O blinatumommab demonstrou resultados muito bons na LLA phi+: um estudo de fase II que testou o blinatumomab em 21 doentes (5 LLA phi+) com MRD positiva mostrou negativação da MRD em 80% dos casos. Após um seguimento médio de 33 meses, a sobrevivência sem recidiva foi de 63% (112). [emeeme]Um estudo de fase II mais recente testou a eficácia do Blinatumomab em 45 doentes com LLA phi+ resistente e/ou recidivada que tinham recebido pelo menos um TKI de 2 geração ou que tinham recebido Imatinib e eram intolerantes ao TKI de 2 geração. 36% dos doentes estavam em remissão completa, incluindo 14 com MRD indetetável (113).

10.1.3 ***Inotuzumab ozogamicina***

O inotuzomab ozogamicina (INO) é um anticorpo anti-CD22 conjugado com calicheamicina. A utilização deste anticorpo no tratamento das formas refractárias ou recidivadas da doença, num estudo de fase III que envolveu 218 doentes, demonstrou a superioridade da utilização de INO em relação à quimioterapia isolada, com 81% de RC versus 29% e uma maior percentagem de MRD negativa (78% versus 28% p<0,001)(114).

A utilização de INO no tratamento da LLA de primeira linha em combinação com quimioterapia reduzida do tipo mini HCVAD em doentes idosos produziu resultados encorajadores, com uma taxa de 98% de RC, MRD negativa em 76%, sobrevivência livre de progressão aos 2 anos de 52% e sobrevivência global de 66% (114,115).

10.1.4 ***Células CAR-T***

As células CAR-T são linfócitos T, geralmente autólogos, geneticamente modificados para exprimir um recetor de superfície capaz de reconhecer diretamente um antigénio tumoral específico, o CD19 dos blastos (116).

Um estudo publicado por *M. Davila* (117) em 16 doentes adultos com LLA B refractária mostrou uma taxa de RC de 88%, com negatividade de MRD em 75% dos casos e uma OS mediana de 9 meses. Uma atualização destes dados em 44 doentes confirmou estes resultados, com 84% de RC e 83% de MRD negativo.

11 LAL nos idosos

A definição de doentes idosos varia de equipa para equipa. Algumas equipas definem os doentes mais velhos com base na possibilidade de receberem quimioterapia intensiva, incluindo transplante de células estaminais, geralmente limitada a uma idade de 55-65 anos (118).

No nosso centro, optámos por um limite de 55 anos para definir o grupo de idosos.

A prevalência de LLA nos idosos é de 16-31% de todas as LLA dos adultos. Entre os factores de mau prognóstico neste grupo etário encontra-se um elevado nível de desempenho com intolerância à quimioterapia (119). Com quimioterapia padrão, a taxa de mortalidade durante o tratamento de indução para indivíduos com idade >60 anos é estimada em 42% (118,120). A sobrevivência mediana é de 15 meses e apenas 20% dos doentes estão vivos ao fim de 3 anos. A redução das doses de quimioterapia, preservando a eficácia, poderia melhorar os resultados em doentes idosos com LLA. Foi realizado um estudo prospetivo pela equipa GMALL que envolveu 268 idosos seguidos por LLA e tratados de acordo com o protocolo BFM. A taxa de mortalidade precoce foi de 14%, dos quais 6% em RC. As taxas de RC e OS a 5 anos foram de 78% e 23%, respetivamente (121). Num ensaio de fase 2 com 52 idosos (idade média de 68 anos) tratados com INO em combinação com quimioterapia mini-HCVD, a sobrevivência sem progressão aos 2 anos foi de 59% (115).

No estudo prospetivo EWALL PH01, 71 indivíduos idosos com LLA phi+ (idade média de 69 anos) foram tratados com quimioterapia combinada e Dasatinib. A taxa

de RC após a indução foi de 96%. Foi observada uma redução de 3-log no rácio Bcr-abl após a consolidação em 65% dos doentes. A OS aos 5 anos foi de 36% (122).
Uma alternativa para a LLA phi+ é a utilização de TKIs como monoterapia em doentes cujo estado geral não permite a administração de quimioterapia. O imatinib, isoladamente ou em combinação com a corticoterapia, induz taxas de RC da ordem dos 90 a 100% (85).
[er]O único ensaio prospetivo aleatório que compara os resultados terapêuticos de uma série de 55 idosos (idade média = 68 anos) com Imatinib isolado versus quimioterapia foi publicado por *Ottmann* em 2007. A taxa de RC foi de 96,3% no grupo do Imatinib isolado contra 50% no grupo da quimioterapia. Esta taxa elevada é explicada pela ausência de mortes tóxicas no braço do Imatinib em comparação com o braço da quimioterapia padrão (0% versus 14,8%) (123).
A utilização de Imatinib isolado como monoterapia conduziu certamente a uma melhoria da qualidade de vida, mas estas respostas são transitórias e as recaídas são muito frequentes, essencialmente devido a mutações no domínio da cinase.
Um estudo de fase II testou o nilotinib (numa dose de 400 mg/d) em doentes resistentes ou intolerantes ao imatinib ou à LLA phi+ refractária, mostrando uma resposta molecular completa em 28% dos casos, um dos quais com doença residual negativa (87).
[eme]Na nossa série, apenas uma doente, com 53 anos de idade, foi tratada com monoterapia TKI após ter recebido 2 cursos de quimioterapia devido a toxicidade infecciosa significativa: recebeu lmatinib numa dose de 800 mg/d, mudou para a geração TKI 2 aos 11 meses de tratamento devido a um aumento do rácio Bcr-abl e está viva com uma boa resposta molecular.

12 Propostas e perspectivas

> **Não-phi+ ALL**

Na nossa série, utilizámos protocolos inspirados nos protocolos franceses GRAALL 2003 e 2005. Os nossos resultados foram melhores do que os das séries locais anteriores, com taxas de RC notavelmente melhores, menos recaídas e mortes tóxicas, e melhor sobrevivência. Os resultados do nosso trabalho são encorajadores, mas permanecem inferiores aos relatados pelo estudo GRAALL 2005, especialmente em termos de SES (39 vs 52,5%). Este facto pode ser explicado pela elevada taxa de recidiva na nossa série (50 vs 29,8%), tanto no grupo DST como no grupo ER.
A melhoria dos nossos resultados passará certamente não só pela melhoria dos cuidados de suporte, com o objetivo de melhorar a taxa de mortalidade na indução e consolidação, mas também pela melhoria da qualidade da remissão, com o objetivo de reduzir a taxa de recidiva. A intensificação da quimioterapia de indução, a introdução do Mabthera para os LLA-B CD20+ e a avaliação da doença residual no final do curso parecem ser os parâmetros essenciais de intervenção.

Para melhorar o processamento do apoio, propomos..:

1) Para tratar os nossos doentes com ALL numa única sala.
2) Para instalar um sistema de filtragem de ar: pressão positiva.

3) Melhor cumprimento das condições de higiene.

4) Melhoria da disponibilidade de tratamentos anti-infecciosos e antifúngicos.

5) Melhorar a qualidade dos produtos sanguíneos lábeis: transfusão com UPCs e hemácias depletadas de leucócitos.

Para as modificações da quimioterapia, propomos:

1) Alargar a inclusão dos nossos doentes até aos 60 anos, adaptando simultaneamente as doses de quimioterapia a partir dos 50 anos.

2) Incluir a doença residual na avaliação da resposta ao tratamento e introduzi-la na estratificação dos grupos de risco. Para tal, para além dos critérios antigos:

- [-2-3eme]Para o grupo padrão, exigimos um nível de MRD <10 após a cura de indução e um MRD <10 após o bloco 3.
- [-2-3eme]Para o grupo de alto risco, exigimos um nível de MRD > 10 após a indução e/ou > 10 após o bloco 3.
- Tratar os grupos de risco padrão e de alto risco com o mesmo regime terapêutico. A indicação para o transplante alogénico de medula óssea no RC1 mantém-se para o grupo de ER com menos de 50 anos.

3) Para a cura por indução, oferecemos:

- [222]Aumentar a dose de DNR de 45 mg/m /d J8-9; J15-16 para 50mg/m /d J8, J9, J10 e 30mg/m /d J22-23 para indivíduos com idades compreendidas entre os 30 e os 50 anos. [2]Esta dose é reduzida para 30mg/m /d D8, D9, D10, D22, D23 para indivíduos com idades compreendidas entre os 51 e os 60 anos.
- [22]Aumentar a dose de Endoxan de 500 m /d D8 e D15 para 750 mg/ m /d D8 e D22.
- Reduzir a duração da exposição a corticosteróides de indivíduos com mais de 50 anos de 23 dias para 15 dias (D1-J15).

4) Blocos B1, B2, B3, B4, B5, B6: as mesmas doses.

5) Substituir a cura por reindução e reconsolidação por uma única cura denominada intensificação retardada (ver proposta).

6) Blocos B7, B8, B9: as mesmas doses.

7) Radioterapia do encéfalo: a mesma dose.

8) Tratamento de manutenção: as mesmas doses.

9) [2]Introdução de Mabthera numa dose de 375 mg/m /injeção (16 a 18 injecções) para LLA-B CD20+ dividida da seguinte forma:

- Duas injecções durante o tratamento de indução: D8 e D15.
- Duas injecções durante o tratamento de recuperação: D1 e D7.
- Uma injeção durante a cura de consolidação 1 e 3.
- Duas injecções durante a intensificação retardada: D1 e D7.
- Uma injeção durante a cura de consolidação 7 e 9.
- Uma injeção durante os ciclos de reindução 1, 3, 5, 7, 9 e 11.

Proposta de um novo protocolo de quimioterapia.

Indução		
Dexametasona	6 mg/m²	D1 - D14 e depois D21 a

		D28 **D1-J15 se a idade for > 50 anos**
Vincristina	1,5 mg/m^{2}	D8 - D15 - D22 - D29
Daunorrubicina	^{2}50 mg/m em 4H PIV ^{2}30 mg/m em 4H PIV **se > 50 anos, 30 mg/m2 em 4H IVP**	J8, J9, J10 J15,J16 **J8, J9, J10, J15, J16**
PL	triplo	D1, D8 e D15, D22
L-Asparaginase	6000U1/m^{2}	J11,J14, J17,J20, J23, J26
Endoxan	^{2}750 mg/m em 1H PIV	D8 e D15
Mabthera	^{2}375 mg/m /d	J8, J15
G-CSF		de D17

Avaliação após a indução :

Deve ser efectuado um mielograma pós-indução quando o doente sair da aplasia após este tratamento, embora deva ser observado um atraso de 48 horas entre a última injeção de G-CSF e o mielograma.

-Cariótipo de controlo.

-Avaliação da doença residual (MRD1).

Tratamento pós-indução		
B1: BLOCO ARA-C (blocos 1 e 4)		
Antes de cada bloco: Hemograma: WBC> 2000, PNN> 500, Pq> 100 000, ALAT<5 x Nle, depuração da creatina > 60 ml/mn		
Aracytin	^{2}2g/m de manhã e à noite IV (3h)	J1 e J2
Dexametasona	10mg/12h	J1 e J2
L-Asparaginase	10.000 UI/m^{2}	J3
Mabthera	^{2}375 mg/m /d	J1
G-CSF	1fl/J SC	J7a J13
B2 : BLOCO MÉTODO (blocos 2 e 5)		
Vincristina	2 mg dose total	J1
Metotrexato	3 g/ m^{2}	D1 com recuperação de ácido folínico
L-Asparaginase	10.000 UI/m^{2}	IV a J3
Purinetol	60 mg/m^{2}	J1 a J7
G-CSF	1fl/J SC	J8a J13
PL	triplo	J2
B3 : BLOCO Endoxan (blocos 3 e 6)		
Ciclofosfamida	^{2}500mg/ m , IV (3 h)	J1 e J2
Etoposido (VP16)	75 mg/m^{2}	J1 e J2
Metotrexato	25 mg/m^{2}	J1
Mabthera	^{2}375 mg/m /d	J1
G-CSF	1fl/d SC	J13 até PNN>1000/ m^{3}
PL	triplo	J2
Avaliação da doença residual (MRD2).		
-**Intensificação retardada:** Começa 7 dias após a alta da aplasia no bloco 6 *Com PNN>1000/mm e Pq>100 000/mm, ALT <2,5 x Nle, depuração da creatina > 60 ml/mn		
Dexametasona	6mg/m^{2}	J1-14

		D1-J7, se a idade for > 50 anos
DNR	·30 mg/m em 4H PIV	J1, J2, J3, 15, 16 **D1, D2, D3 se a idade for superior a 50 anos**
Endoxan	750mg/m²	J1, 15
L-Asparaginase	6000 UI/m²	J8, 10, 12, 10, 20, 22
PL	triplo	J 1, J8
GCSF	1fl/d SC	Dia 18 até PNN>1000/ m³
Blocos B7 - B8 - B9 com 15 dias de intervalo		
Radioterapia do encéfalo: numa dose de 18 Gy até C2 sob purinetol sem MTX, hemograma controlado uma vez por semana.		
³³**Tratamento de manutenção:** Deve ser iniciado 3 a 4 semanas após o bloqueio B9 se PNN>1000/mm e Pq>100 000/mm Tem a duração de 2 anos.		
Purinetol	·60 mg/m por via oral	Todos os dias
Metotrexato	·25 mg/m / semana por via oral	Todos os dias
PL	**triplo**	De 2 em 2 meses
Reindução mensal, apenas durante o primeiro ano.		
Oncovin	·1,5 mg/m /dia IV (máx. 2mg/injeção)	J1
Prednisona	·40 mg/m /d	J1, J7
Se HLA compatível e idade < 50 anos: Três blocos B1 - B2 - B3 e depois aloenxerto - Se CNS+, radioterapia do encéfalo a C2 ³²- Podem ser administrados um a dois cursos de espera de MTX-Aspa com 15 dias de intervalo: MTX: 1,5 g/m D1 infundido durante 3 horas Asparaginase: 10 000 U/m D2		

> **LAL phi+.**

Tendo em conta os bons resultados obtidos pela utilização de TKIs em combinação com quimioterapia reduzida no tratamento da LLA phi+ em adultos, propomos incluir adolescentes e adultos a partir dos 20 anos no protocolo para adultos (inspirado no GRAAPH 2005) (Anexo 3). Para os doentes com idades compreendidas entre os 56 e os 70 anos, propomos o protocolo EWALL (122), que se destina a indivíduos mais velhos e inclui um regime de quimioterapia ainda mais leve combinado com um TKI, o Dasatinib.

emeO alotransplante de medula óssea mantém certamente o seu lugar como tratamento de primeira linha, mas para os doentes com uma resposta molecular importante após 3 consolidações e sem dadores compatíveis com HLA, propomos o autotransplante de HSC como tratamento de consolidação.

Tratamento proposto para a LLA phi+ com idades compreendidas entre os 55 e os 70 anos.

Indução		
Dexametasona	·40 mg/m /d, IV	J1-J2, J8-J9, J15-J16, J22-J23
Oncovin	1 mg	D1, D8, D15 e D22
Dasatinib	140 mg PO (em 1 dose)	D1 a D1 de consolidação
PL triplo	Metotrexato 15 mg, Aracytine 40 mg, dexa 4 mg	D9, D16 e D23
Neupogénio	5Hg/kgJ	Do dia 15 ao PN >1000/mm3.
Avaliação após o tratamento de indução :		

Deve ser efectuado um mielograma informativo pós-indução no D29 deste primeiro ciclo de tratamento, com um intervalo de 48 horas entre a última injeção de Neupogen e este mielograma, independentemente do nível de plaquetas. -Cariótipo de controlo. A avaliação da doença BCR-ABL residual pós-indução deve ser efectuada nesta altura, na medula óssea, antes de iniciar o tratamento de consolidação (se transcrição BCR do tipo M).		
Tratamento de consolidação (6 ciclos de 4 semanas): Dasatinib 100mg/d de D14 a D27 de cada ciclo.		
Cura 1/3/5		
Metotrexato	²1000 mg/m em perfusão durante 3 horas	J1, recuperação com ácido folínico
Asparaginase	10 000 mg/m²	J2
PL triplo	Metotrexato 15 mg, Aracytine 40 mg, prednisona 40 mg	Ciclo 1 e 3
G-CSF	$^{5/}$Hg kg$^{/j}$	Se PNN <1000/mm³
Cura 2/4/6		
Aracytin	²1 g/ m /12h em PIV durante 2h	J1, J3, J5
G-CSF	Vig/kg/l	Se PNN <1000/mm³
Antes de cada ciclo de consolidação: quantitativo de BCR-ABL		
ereeme**Manutenção: 7 ciclos, 1 ciclo de 2 em 2 meses durante o 1 ano e de 3 em 3 meses durante o 2 ano.**		
Dasatinib 100 mg/d PO, diariamente durante 1 mês, de 2 em 2 meses. ²²Purinethol 60 mg/m /d quando o Dasatinib é interrompido Metotrexato 25 mg/m /d quando o Dasatinib é interrompido Dexametasona 40 mg/d D1, D2 (meses 8, 10, 12, 15, 18, 21, 24). Vincristina 1 mg IV (meses 8, 10, 12, 15, 18, 21, 24).		

5 Conclusão

A LLA é o principal tipo de cancro infantil (25% dos cancros pediátricos) e é a mais comum de todas as LMA. No entanto, após os 15 anos de idade, a sua frequência intrínseca diminui, assim como a sua proporção nas LMA (< 1% dos cancros do adulto, com 20% das LMA contra 80% das LMA). A doença tem, por conseguinte, uma distribuição bimodal, com um pico inicial em crianças com idades compreendidas entre os 2 e os 5 anos e um segundo pico em adultos por volta dos 50 anos.

O tratamento atual da LLA do adulto baseia-se na quimioterapia intensiva inspirada em protocolos pediátricos, conduzindo a melhores resultados terapêuticos com uma taxa de RC superior a 80%, mas a sobrevivência é ainda insatisfatória devido a uma taxa de recidiva relativamente elevada.

Nos últimos 20 anos, foram utilizadas várias alternativas terapêuticas para melhorar os resultados, incluindo o transplante alogénico de medula óssea, a utilização de quimioterapia inspirada em protocolos pediátricos e, sobretudo, a utilização de TKIs em combinação com quimioterapia no tratamento da LLA phi+.

O objetivo deste estudo retrospetivo foi avaliar os resultados terapêuticos, os factores de prognóstico e a sobrevivência de 49 doentes adultos com LLA tratados de acordo com os protocolos inspirados no GRAALL e no GRAAPH entre janeiro de 2004 e dezembro de 2015.

Para o efeito, elaborámos uma ficha de recolha de dados epidemiológicos, diagnósticos, terapêuticos e evolutivos. Os métodos estatísticos utilizados foram o teste Chi2 (X2) para a correlação, o método Kaplan-Meier para a sobrevivência e o teste Logrank e o modelo de Cox para as comparações.

A idade mediana foi de 42 anos, com extremos que variaram entre 20 e 56 anos. A idade mediana foi de 42 anos, com extremos que variaram entre 20 e 56 anos. 55% dos nossos doentes tinham mais de 40 anos de idade.

No momento do diagnóstico, a síndrome anémica foi observada em 84% dos casos, a síndrome hemorrágica em 26%, a síndrome infecciosa em 32% e a síndrome tumoral em 63%. Não se registou qualquer envolvimento testicular. 5% dos nossos doentes apresentavam envolvimento do SNC.

A mediana da contagem de glóbulos brancos foi de 10 G/L. A leucocitose inferior a 30 G/L foi registada em 72% dos casos, em 16% dos casos a contagem de leucócitos situava-se entre 30 G/L e 100 G/L e a hiperleucocitose >100 G/L em 12% dos casos.

A mediana do nível de hemoglobina foi de 7,5 g/dL com extremos de 2,4 g/dL a 14,6 g/dL. Um nível de hemoglobina < 10 g/dL foi encontrado em 73% dos casos.

A trombocitopenia foi observada em 43 doentes, sendo inferior a 50 G/L em 59% dos casos.

A leucemia B-ALL ocorreu em 65% dos casos, a T-ALL em 33% e a leucemia aguda bifenotípica (B + mieloide) em 2%.

O rearranjo BCR-ABL e/ou t(9,22) foi encontrado em 22% dos nossos doentes.

O estudo citogenético foi conclusivo em apenas 33 doentes, 49% dos quais tinham um cariótipo normal. As anomalias citogenéticas foram registadas em 51% dos casos. O gene t (9,22) foi encontrado em 6 casos.

Quarenta e seis dos nossos doentes com LLA receberam o tratamento protocolado: 36 doentes não phi+ e 10 doentes (apêndice 6).

Para o grupo de doentes com LLA não phi+:

A corticosensibilidade foi encontrada em 89% dos casos e o único fator preditivo foi um nível de leucócitos <10 G/l.

A quimiossensibilidade ao 15° dia foi observada em 84% dos casos e o único fator preditivo foi a corticossensibilidade.

Sete doentes morreram durante o tratamento de indução (19%), incluindo 4 antes da avaliação terapêutica. Trinta doentes tiveram RC após 2 ciclos de quimioterapia, o que corresponde a uma taxa de RC global de 93% (90% após um ciclo). A taxa de insucesso terapêutico foi estimada em 5%.

Sete doentes foram tratados no grupo STD (20%) e vinte e três no grupo RE (80%).

Entre os 28 pacientes em RC que continuaram o tratamento, 20 pacientes foram indicados para aloenxerto de OM em RC1: 9 foram transplantados, 6 destes pacientes eram VV em RC e 3 eram DCD (2 DC tóxicos e um recidiva pós aloenxerto).

Dos 19 doentes não aloenxertados, 6 eram VV em RC (incluindo 2 STD e 4 RE) e 13 eram DCD (1 morte tóxica por manutenção e 12 devido à progressão da doença).

Durante o nosso estudo, registámos 14 recaídas (50%): 3 casos pertencentes ao grupo DST, entre os 6 que continuaram o tratamento (ou seja, 50%) e 11 ao grupo ER (50%).

A mediana do tempo até à recidiva foi de 9 meses em comparação com a RC de (20 e 6 meses nos grupos STD e RE, respetivamente). O transplante alogénico de medula óssea foi o único fator que influenciou a ocorrência de recaída.

Com um seguimento mediano de 92 meses, a OS foi de 39% aos 5 anos. O único fator de influência foi o transplante alogénico de medula óssea em CR1.

A SRH foi de 47% aos 5 anos. A ausência de uma síndrome tumoral, a quimiossensibilidade em D15 e o transplante alogénico de medula óssea foram factores preditivos de uma melhor taxa de seguimento.

A SES era de 39% aos 5 anos. O transplante alogénico de medula óssea foi o único fator de influência.

Para o grupo de doentes com LLA phi+:

Apenas um doente faleceu durante o tratamento de indução (10%).

A taxa global de RC foi de 90% (após indução 70% com um ganho de 20% após recuperação).

Dos 9 doentes em RC, 8 tinham indicação para aloenxerto de OM em RC1 e apenas 4 foram transplantados: 3 doentes eram VV em RC e 1 doente era DCD devido a GVH iiiguK.

Dos 5 doentes não aloenxertados: 2 são VV (um em CR1 e outro em CR2) e 3 são DCD (1 morte tóxica e 2 mortes devido à progressão da doença).

Na nossa série, registámos 3 recidivas (33% dos casos).

Para um seguimento mediano de 57 meses, a OS, RSG e SES aos 5 anos foram de 50, 58 e 40%, respetivamente.

É verdade que os nossos resultados são melhores do que eram no passado, mas ainda há muito trabalho a fazer para os melhorar ainda mais:

- Melhorar as condições hospitalares e os tratamentos de apoio para reduzir ainda mais a taxa de mortes por toxicodependência.
- Respeitar os prazos de bloqueio para insistir no princípio da dose de quimioterapia intensiva recomendada nos protocolos terapêuticos. Isto implica o aumento da capacidade de internamento do serviço para compensar os atrasos nos tratamentos.
- Obter rapidamente o resultado do transcrito Bcr Abl, antes de D8, a fim de diagnosticar a LLA phi+ a tempo de efetuar o tratamento com quimioterapia reduzida em combinação com TKIs.
- Efetuar rapidamente a tipagem HLA, para que os nossos doentes possam ser aloenxertados atempadamente antes de ocorrer uma recaída.
- Iniciar um autotransplante de medula óssea no nosso centro para intensificar o tratamento da LLA phi+ dador-negativo.

Com esta nova proposta de estratificação dos doentes em grupos de risco, a avaliação da resposta com base na doença residual e o novo protocolo terapêutico, esperamos obter melhores resultados, que serão brevemente avaliados em estudos prospectivos.

Bibliografia

1. **Baranger L, Cuccuini W, Lefebvre C, Luquet I, Perot C, Radford I, et al.** Cytogenetics in the management of children and adult acute lymphoblastic leukemia (ALL): an update by the Groupe francophone de cytogenetique hematologique (GFCH). Ann Biol Clin (Paris). 20169-10;(5):547-560.

2. **Boissel N.** Terapêuticas cibleses nas leucemias aig^s. Reanimation. 2006 Aug;15(4):278-84.

3. **Bray F, Ferlay J, Laversanne M, Brewster DH, Gombe Mbalawa C, Kohler B, et al.** Incidência do cancro nos cinco continentes: critérios de inclusão, destaques do Volume X e situação global do registo do cancro: Incidência do cancro nos cinco continentes Volume X. Int J Cancer. 2015 Nov 1;137(9):2060-71.

4. **Huguet F, Recher C**. Leucemia aguda em adultos. Hematologie. 2011 5-6;(3):203- 224.

5. **L. Farnault, J. Boudjarane, V. Baccini, R. Costello.** Leucemia linfoblástica aguda em adultos. Hematologia. 2015; S1155-1984(14)62406-7

6. **Paul S, Kantarjian H, Jabbour EJ**. Leucemia linfoblástica aguda em adultos. Mayo Clin Proc. 2016 Nov;91(11):1645-66.

7. **Nasfi S**. Les leucemies aigues lymphoblastiques de I'adulte: aspects diagnostiques, therapeutiques et evolutifs (a propos de 58 observation).These de medecine; 1999. TH/SF1269

8. **Hdiji S**. Prise en charge des LAL en Tunisie, etude multicentrique, Societe Tunisienne d'Hematologie 2008.

9. **Thomas X, Pavan L, Le Q-H.** Leucemia linfoblástica aguda do adulto com envolvimento do sistema nervoso central: uma atualização. Bull Cancer (Paris). 2008 Jul 1;95(7):707-15.

10. **Florence binder F et al.** estimativa nacional da incidência de hemopatias malignas.2013

11. **Jabbour EJ, Faderl S, Kantarjian HM.** Adult Acute Lymphoblastic Leukemia (Leucemia linfoblástica aguda do adulto). Mayo Clin Proc. 2005 Nov;80(11):1517-27.

12. **Bassan R, Gatta G, Tondini C, Willemze R.** Leucemia linfoblástica aguda do adulto. Crit Rev Oncol Hematol. 2004 Jun;50(3):223-61.

13. **Hourigan M, Goldstone A. Anjali A S, Lazarus H M, et al.** Adult Acute Lymphocytic Leukemia: biology and treatment (Leucemia linfocítica aguda do adulto: biologia e tratamento). Nova Iorque: Springer; 2011. :77- 87.

14. **Gargouri M.** Etudes epidemiologiques et cytologiques des leucemies aigues en hematologie a Sfax: a propos de 531 cas. Memoire de fin d'etudes pharmaceutiques. Monastir; 2003.

15. **Huguet F, Leguay T, Raffoux E, Thomas X, Beldjord K, Delabesse E, et al.** Terapia de inspiração pediátrica em adultos com leucemia linfoblástica aguda negativa para o cromossoma Filadélfia: O estudo GRAALL-2003. J Clin Oncol. 2009 Feb 20;27(6):911-8.

16. **Thomas X, Boiron J-M, Huguet F, Dombret H, Bradstock K, Vey N, et al.**

Outcome of Treatment in Adults With Acute Lymphoblastic Leukemia: Analysis of the LALA-94 Trial (Resultados do tratamento em adultos com leucemia linfoblástica aguda: análise do ensaio LALA-94). J Clin Oncol. 2004 Oct 15;22(20):4075-86.

17. **Annino L, Maria Luce V, Andrea C, Giorgina S, et al.** Treatment-of-adult-acute-lymphoblastic-leukemia-ALL-long-term-follow-up-of-the-GIMEMA-ALL-0288-randomized-study. Blood. 2002 Feb 1; 99 (3):863-71.

18. **Larson RA, Dodge RK, Linker CA, Stone RM, Powell BL, Lee EJ, et al.** Um ensaio aleatório controlado de filgrastim durante a indução de remissão e quimioterapia de consolidação para adultos com leucemia linfoblástica aguda: estudo CALGB 9111. Blood. 1998 Sep 1;92(5):1556-64.

19. **Bassan R, Spinelli O, Oldani E, Intermesoli T, Tosi M, Peruta B, et al.** Classificação de risco melhorada para uma terapia específica de risco baseada no estudo molecular da doença residual mínima (DRM) na leucemia linfoblástica aguda do adulto (LLA). Blood. 2009 Apr 30;113(18):4153-62.

20. **Gokbuget N, Arnold R, Bohme A, Fietkau R, Freund M, Ganser A, et al.** Melhoria do resultado na LLA de alto risco e de risco muito elevado através de SCT adaptado ao risco e na LLA de risco padrão através de quimioterapia intensiva em 713 doentes adultos com LLA tratados de acordo com o estudo prospetivo GMALL 07/2003. Blood. 2007 Nov 16;110(11):12.

21. **Ribera J-M, Oriol A, Bethencourt C, Parody R, Hernandez-Rivas J-M, Moreno M-J, et al.** Comparação entre quimioterapia intensiva, transplante alogénico ou autólogo de células estaminais como tratamento pós-remissão em doentes adultos com leucemia linfoblástica aguda de alto risco. Resultados do ensaio PETHEMA ALL-93. Haematologica. 2005 Oct;90(10):1346-56.

22. **Huguet F, Chevret S, Leguay T, Thomas X, Boissel N, Escoffre-Barbe M, et al.** Terapia Intensificada de Leucemia Linfoblástica Aguda em Adultos: Relatório do Ensaio Clínico Randomizado GRAALL-2005. J Clin Oncol. 2018 Ago 20;36(24):2514-23.

23. **Bouallegue S**. Tratamento da leucemia linfoblástica aguda em adultos utilizando o protocolo hiper CVAD em 30 casos. These de medecine de Mounastir;TH/MO2292.

24. **Ben Neji.H, Jaber.D, Ahour.M, Ben Abdennebi.Y, Aissaoui.L**. Leucemia linfoblástica aguda do adulto : viabilidade do protocolo GRALL2005.Societe Tunisienne d'Hematologie. 2013.

25. **Fernandes da Silva Junior W, Medina AB, Yamakawa PE, Buccheri V, Velloso EDRP, Rocha V.** Tratamento da Leucemia Linfoblástica Aguda do Adulto no Brasil - Aumento da Mortalidade Precoce Utilizando um Regime Multicêntrico Alemão Baseado na Leucemia Linfoblástica Aguda. Clin Lymphoma Myeloma 2018 Mar;

26. **Hassan IB, Kristensen J, Alizadeh H, Bernsen R.** Resultado de doentes com leucemia linfoblástica aguda (LLA) após terapia de indução com um protocolo UKALL XII/ECOG E2993 modificado (dexametasona pulsada em vez de prednisona contínua) no Hospital Tawam, Emirados Árabes Unidos (EAU). Med Oncol. 2013

Jun;30(2).

27. **Kantarjian HM, O'Brien S, Smith TL, Cortes J, Giles FJ, Beran M, et al.** Results of Treatment With Hyper-CVAD, a Dose-Intensive Regimen, in Adult Acute Lymphocytic Leukemia. J Clin Oncol. 2000 Feb;18(3):547-547.

28. **Arber DA, Orazi A, Hasserjian R, Thiele J, Borowitz MJ, Le Beau MM, et al.** A revisão de 2016 da classificação da Organização Mundial de Saúde de neoplasias mieloides e leucemia aguda. Blood. 2016 May 19;127(20):2391-405.

29. **Grupo Francês de Citogenética Hematológica.** Anomalias citogenéticas na leucemia linfoblástica aguda do adulto: correlações com resultados hematológicos. Blood. 1996 Apr 15;87(8):3135-42.

30. **Charrin C.** Um relatório dos grupos LALA-94 e LALA-SA sobre hipodiploidia com 30 a 39 cromossomas e quase triploidia: 2 expressões possíveis de uma única entidade que confere um mau prognóstico na leucemia linfoblástica aguda do adulto (LLA). Blood. 2004 Jun 29;104(8):2444-51.

31. **Moorman AV, Harrison CJ, Buck GAN, Richards SM, Secker-Walker LM, Martineau M, et al.** O cariótipo é um fator de prognóstico independente na leucemia linfoblástica aguda do adulto (LLA): análise de dados citogenéticos de doentes tratados no ensaio UKALLXII/Eastern Cooperative Oncology Group (ECOG) 2993 do Medical Research Council (MRC). Blood. 2007 Apr 15;109(8):3189-97.

32. **Lara D, Gauthier M.** Acute lymphocytic leukemia. Hematologia. 2014 3-4;(2):116-129.

33. **Leucemia linfoblástica aguda do adulto**. Hematologia. 2010 Sep;(spec3):15-19.

34. **Stock W, Johnson JL, Stone RM, Kolitz JE, Powell BL, Wetzler M, et al.** Intensificação da dose de daunorrubicina e citarabina durante o tratamento de leucemia linfoblástica aguda em adultos: Resultados do Estudo 19802 do Grupo B de Cancro e Leucemia. Cancer. 2013 Jan 1;119(1):90-8.

35. **Inoue C, Sobue S, Aoyama Y, Mizutani N, Kawamoto Y, Nishizawa Y, et al.** O inibidor de BCL2 ABT-199 e o inibidor de JNK SP600125 exibem citotoxicidade sinérgica contra células Ph+ ALL resistentes ao imatinib. Biochem Biophys Rep. 2018 Sep;15:69-75.

36. **Thomas DA.** Philadelphia Chromosome Positive Acute Lymphocytic Leukemia: A New Era of Challenges. Hematology. 2007 Jan 1;2007(1):435-43.

37. **Cortes J, Fayad L, O'Brien S, Keating M, Kantarjian H.** Persistência de blastos no sangue periférico e na medula óssea durante a indução de remissão na leucemia linfoblástica aguda do adulto confere um mau prognóstico dependendo da intensidade do tratamento. Clin Cancer Res. 1999 Sep 1;5(9):2491.

38. **Bradstock KF, Morley A, Byth K, Szer J, Prosser I, Cannell P, et al.** Effects of intensive induction and consolidation chemotherapy with idarubicin and high dose cytarabine on minimal residual disease levels in newly diagnosed adult precursor- B acute lymphoblastic leukemia. Contemp Clin Trials Commun. 2016 Dec;4:9-13.

39. **Pui C-H, Robison LL, Look AT.** Leucemia linfoblástica aguda. The Lancet. 2008 Mar;371(9617):1030-43.

40. **Narayanan S, Shami PJ.** Treatment of acute lymphoblastic leukemia in adults (Tratamento da leucemia linfoblástica aguda em adultos). Crit Rev Oncol Hematol. 2012 Jan;81(1):94-102.

41. **Resumo do protocolo do estudo GRAALL_2014.** (sinopse) Versão 1.1.

42. **Rowe JM.** Terapia de indução para adultos com leucemia linfoblástica aguda: resultados de mais de 1500 doentes do ensaio internacional ALL: MRC UKALL XII/ECOG E2993. Blood. 2005 Dec 1;106(12):3760-7.

43. **Cornelissen JJ, van der Holt B, Verhoef GEG, van 't Veer MB, van Oers MHJ, Schouten HC, et al.** Myeloablative allogeneic versus autologous stem cell transplantation in adult patients with acute lymphoblastic leukemia in first remission: a prospective sibling donor versus no-donor comparison. Blood. 2009 Feb 5;113(6):1375-82.

44. **Stock W, Johnson JL, Stone RM, Kolitz JE, Powell BL, Wetzler M, et al.** Intensificação da dose de daunorrubicina e citarabina durante o tratamento de leucemia linfoblástica aguda em adultos: Resultados do Estudo 19802 do Grupo B de Cancro e Leucemia. Cancer. 2013 Jan 1;119(1):90-8.

45. **Frey NV, Luger SM.** Como trato os adultos com leucemia linfoblástica aguda recidivante ou refractária com cromossoma Filadélfia negativo. Blood. 2015 Jul 30;126(5):589.

46. **Oriol A, Vives S, Hernandez-Rivas JM, Tormo M, Heras I, Rivas C, et al.** Resultado após recaída de leucemia linfoblástica aguda em doentes adultos incluídos em quatro ensaios consecutivos adaptados ao risco pelo Grupo de Estudo PETHEMA. Haematologica. 2010 Abr 1;95(4):589-96.

47. **Reman O, Buzyn A, Lheritier V, Huguet F, Kuentz M, Stamatoullas A, et al.** Terapia de resgate combinando citarabina em dose intermédia com amsacrina e etoposido em leucemia linfoblástica aguda recidivante do adulto. Hematol J. 2004;5(2):123-9.

48. **Abbi KKS, Rybka W, Ehmann WC, Claxton DF.** Estudo de Fase I/II de Clofarabina, Etoposídeo e Mitoxantrona em Pacientes com Leucemia Aguda Refratária ou Recidivada. Clin Lymphoma Myeloma Leuk. 2015 Jan;15(1):41-6.

49. **Aldoss I, Pullarkat V, Patel R, Watkins K, Mohrbacher A, Levine AM, et al.** Um regime de reindução eficaz para a primeira recaída da leucemia linfoblástica aguda em adultos. Med Oncol. 2013 Dec;30(4).

50. **Faderl S, Thomas DA, O'Brien S, Ravandi F, Garcia-Manero G, Borthakur G, et al.** Hiper-CVAD aumentado com base em vincristina, dexametasona e asparaginase intensificadas em dose na terapia de salvamento de leucemia linfoblástica aguda em adultos. Clin Lymphoma Myeloma Leuk. 2011 Feb;11(1):54-9.

51. **Yavuz S, Paydas S, Disel U, Sahin B.** IDA-FLAG Regimen for the Therapy of Primary Refractory and Relapse Acute Leukemia: A Single-Center Experience: Am J Ther. 2006 Sep;13(5):389-93.

52. **Koller CA, Kantarjian HM, Thomas D, O'Brien S, Rios MB, Kornblau S, et al.** O regime hiper-CVAD melhora o resultado na leucemia linfoblástica aguda

recidivante. Leukemia. 1997 Dec;11(12):2039-44.

53. **Raanani P, Shpilberg O, Gillis S, Avigdor A, Hardan I, Berkowicz M, et al.** Salvage therapy of refractory and relapsed acute leukemia with high dose mitoxantrone and high dose cytarabine. Leuk Res. 1999 Aug;23(8):695-700.

54. **Schiller G, Lee M, Territo M, Gajewski J, Nimer S.** Phase II study of etoposide, ifosfamide, and mitoxantrone for the treatment of resistant adult acute lymphoblastic leukemia. Am J Hematol. 1993 Jul;43(3):195-9.

55. **Montillo M, Tedeschi A, Centurioni R, Leoni P.** Treatment of Relapsed Adult Acute Lymphoblastic Leukemia with Fludarabine and Cytosine Arabinoside Followed by Granulocyte Colony-Stimulating Fator (FLAG-GCSF). Leuc Lymphoma. 1997 Jan;25(5-6):579-83.

56. **Camera A, Annino L, Chiurazzi F, Fazi P, Cascavilla N, Fabbiano F, et al.** GIMEMA ALL - Rescue 97: uma estratégia de salvamento para a leucemia linfoblástica aguda do adulto primária refractária ou recidivante. Haematologica. 2004 Feb;89(2):145-53.

57. **Topp MS, Gokbuget N, Stein AS, Zugmaier G, O'Brien S, Bargou RC, et al.** Segurança e atividade do blinatumomab para doentes adultos com leucemia linfoblástica aguda recidivante ou refractária de precursor B: um estudo multicêntrico, de braço único, de fase 2. Lancet Oncol. 2015 Jan;16(1):57-66.

58. **Gokbuget N, Basara N, Baurmann H, Beck J, Bruggemann M, Diedrich H, et al.** A elevada atividade de um único fármaco da nelarabina na leucemia linfoblástica T/linfoma recidivante oferece uma opção curativa com subsequente transplante de células estaminais. Blood. 2011 Sep 29;118(13):3504-11.

59. **Durrant IJ, Grant Prentice H, Richards SM.** Intensification of treatment for adults with acute lymphoblastic leukaemia: results of U.K. Medical Research Council randomized trial UKALL XA. Br J Haematol. 1997 Oct;99(1):84-92.

60. **Xavier Thomas, Hussam Saad, Denis Fiere.** Prognóstico e tratamento da leucemia linfoblástica aguda em adultos. Hematologia. 2000.

61. **Faderl S, O'Brien S, Pui C-H, Stock W, Wetzler M, Hoelzer D, et al.** Adult acute lymphoblastic leukemia: Concepts and strategies. Cancer. 2010 Mar 1;116(5):1165-76.

62. **Pidala J, Djulbegovic B, Anasetti C, Kharfan-Dabaja M, Kumar A.** Allogeneic hematopoietic cell transplantation for adult acute lymphoblastic leukemia (ALL) in first complete remission. Cochrane Haematological Malignancies Group, editor. Base de dados Cochrane Syst Rev. 2011 Oct 5

63. **Yanada M, Matsuo K, Suzuki T, Naoe T.** O transplante alogénico de células estaminais hematopoiéticas como parte da terapia pós-remissão melhora a sobrevivência de doentes adultos com leucemia linfoblástica aguda de alto risco: uma meta-análise. Cancer. 2006 Jun 15;106(12):2657-63.

64. **Xu W, Li J-Y, Qian S-X, Wu H-X, Lu H, Chen L-J, et al.** Resultado do tratamento com o regime Hyper-CVAD em pacientes chineses com leucemia linfocítica aguda. Leuk Res. 2008 Jun;32(6):930-5.

65. **Kang W, Hahn JS, Kim JS, Cheong J-W, Yang WI.** Nine-Year Survival of Lymphoblastic Lymphoma Patients (Sobrevivência de nove anos de pacientes com linfoma linfoblástico). Yonsei Med J. 2006;47(4):466.
66. **Rowe J, Richards S, Burnett A, Wiernik P, Harrison G, Lazarus H, et al.** Resultados favoráveis do transplante alogénico de medula óssea (BMT) em adultos com
Leucemia linfoblástica aguda (LLA) com cromossoma Philadelphia (Ph) negativo na primeira remissão completa (RC): Resultados do ensaio internacional ALL (MRC UKALL XII/ECOG E2993). BLOOD. 2001;98(11):481A-481A.
67. **Wang J, Jiang Q, Xu L, Zhang X-H, Chen H, Qin Y-Z, et al.** Transplante alogénico de células estaminais versus inibidores da tirosina quinase combinados com quimioterapia em doentes com leucemia linfoblástica aguda positiva para o cromossoma Filadélfia. Biol Blood Marrow Transplant. 2018 Apr;24(4):741- 50.
68. **Hatta Y, Mizuta S, Matsuo K, Ohtake S, Iwanaga M, Sugiura I, et al.** Análise final do estudo JALSG Ph+ALL202: quimioterapia combinada com inibidores da tirosina quinase para Ph+ALL. Ann Hematol [Internet]. 2018 Abr 24 [citado 2018 Aug 5]; Disponível em: http://link.springer.com/10.1007/s00277-018-3323-8
69. **Wassmann B.** Esquemas alternados versus esquemas simultâneos de imatinib e quimioterapia como terapia de primeira linha para leucemia linfoblástica aguda Philadelphia-positiva (Ph+ALL). Blood. 2006 May 9;108(5):1469-77.
70. **Thomas DA, O'Brien SM, Faderl S, Ravandi Kashani F, Wierda WG, Andreeff M, et al.** Resultado a longo prazo após hiper-CVAD e imatinib (IM) para leucemia linfoblástica aguda positiva para o cromossoma Filadélfia de novo ou minimamente tratada (Ph-ALL). J Clin Oncol. 2010 May 20;28(15_suppl):6506-6506.
71. **Chalandon Y, Thomas X, Hayette S, Cayuela J-M, Abbal C, Huguet F, et al.** Estudo aleatório de quimioterapia de intensidade reduzida combinada com imatinib em adultos com leucemia linfoblástica aguda Ph-positiva. Blood. 2015 Jun 11;125(24):3711-9.
72. **de Labarthe A, Rousselot P, Huguet-Rigal F, Delabesse E, Witz F, Maury S, et al.** Imatinib combinado com quimioterapia de indução ou de consolidação em doentes com leucemia linfoblástica aguda de novo positiva para o cromossoma Filadélfia: resultados do estudo GRAAPH-2003. Blood. 2007 Feb 15;109(4):1408-13.
73. **Lee K-H, Lee J-H, Choi S-J, Lee J-H, Seol M, Lee Y-S, et al.** Clinical effect of imatinib added to intensive combination chemotherapy for newly diagnosed Philadelphia chromosome-positive acute lymphoblastic leukemia. Leukemia. 2005 Sep;19(9):1509-16.
74. **Hatta Y, Mizuta S, Ohtake S, Sugiura I, Ueda Y, Kanamori H, et al.** Resultado promissor da quimioterapia combinada com imatinib seguida de transplante alogénico de células estaminais hematopoiéticas para a leucemia linfoblástica aguda com cromossoma Filadélfia positivo: resultados do regime Ph+ALL202 do Japan Adult Leukemia Study Group (JALSG). Blood. 2009 Nov 20;114(22):3090.
75. **Bassan R, Rossi G, Pogliani EM, Di Bona E, Angelucci E, Cavattoni I, et al.**

Os impulsos de imatinib em fase de quimioterapia melhoram o resultado a longo prazo de doentes adultos com leucemia linfoblástica aguda positiva para o cromossoma Filadélfia: Protocolo 09/00 do Grupo de Leucemia do Norte de Itália. J Clin Oncol. 2010 Aug;28(22):3644-52.

76. **Seol CA, Cho Y-U, Jang S, Park C-J, Lee J-H, Lee J-H, et al.** Significado prognóstico de anomalias cromossómicas adicionais recorrentes em doentes adultos com leucemia linfoblástica aguda com cromossoma Filadélfia positivo. Cancer Genet. 2017 Oct;216-217:29-36.

77. **Fielding AK, Rowe JM, Buck G, Foroni L, Gerrard G, Litzow MR, et al.** UKALLXII/ECOG2993: a adição de imatinib a um regime de tratamento padrão melhora os resultados a longo prazo na leucemia linfoblástica aguda Philadelphia positiva. Blood. 2014 Feb 6;123(6):843-50.

78. **Berry DA, Zhou S, Higley H, Mukundan L, Fu S, Reaman GH, et al.** Associação de doença residual mínima com resultado clínico em leucemia linfoblástica aguda pediátrica e adulta: uma meta-análise. JAMA Oncol. 2017 Jul 13;3(7):e170580.

79. **van Dongen JJM, van der Velden VHJ, Bruggemann M, Orfao A.** Diagnóstico de doença residual mínima na leucemia linfoblástica aguda: necessidade de tecnologias sensíveis, rápidas e normalizadas. Blood. 2015 Jun 25;125(26):3996-4009.

80. **Campana D.** Minimal Residual Disease in Acute Lymphoblastic Leukemia [Doença Residual Mínima na Leucemia Linfoblástica Aguda]. Hematologia. 2010 Dez 1;2010(1):7-12.

81. **Monika Bru'ggemann, Thorsten Raff, Thomas Flohr, Nicola Go "kbuget, Makoto Nakao, Jo Droese, et al.** Clinical significance of minimal residual disease quantification in adult patients with standard-risk acute lymphoblastic leukemia. neoplasia. 2005 Sep 29;

82. **Ottmann O, Hoelzer D, Gracien E, Ganser A, Kelly K, Reutzel R, et al.** Concomitant granulocyte colony-stimulating fator and induction chemoradiotherapy in adult acute lymphoblastic leukemia: a randomized phase III trial. Blood. 1995 Jul 15;86(2):444.

83. **Geissler K, Koller E, Hubmann E, Niederwieser D, Hinterberger W, Geissler D, et al.** Granulocyte colony-stimulating fator as an adjunct to induction chemotherapy for adult acute lymphoblastic leukemia--a randomized phase-III study. Blood. 1997 Jul 15;90(2):590-6.

84. **Jabbour E, Thomas D, Cortes J, Kantarjian HM, O'Brien S.** Profilaxia do sistema nervoso central em adultos com leucemia linfoblástica aguda: terapias actuais e emergentes. Cancer. 2010 May 15;116(10):2290-300.

85. **Ravandi F, Kebriaei P.** Philadelphia Chromosome-Positive Acute Lymphoblastic Leukemia. Hematol Oncol Clin North Am. 2009 Oct;23(5):1043-63.

86. **Ottmann O, Dombret H, Martinelli G, Simonsson B, Guilhot F, Larson RA, et al.** Dasatinib induz respostas hematológicas e citogenéticas rápidas em doentes adultos com leucemia linfoblástica aguda positiva para o cromossoma Filadélfia com

resistência ou intolerância ao imatinib: resultados provisórios de um estudo de fase 2. Blood. 2007 Oct 1;110(7):2309-15.

87. **Ottmann OG, Larson RA, Kantarjian HM, le Coutre PD, Baccarani M, Hochhaus A, et al.** Estudo de fase II do nilotinib em doentes com leucemia linfoblástica aguda recidivante ou refractária com cromossoma Filadélfia positivo. Leukemia. 2013 Jun;27(6):1411-3.

88. **Cortes JE, Kim D-W, Pinilla-Ibarz J, le Coutre P, Paquette R, Chuah C, et al.** Um ensaio de fase 2 de Ponatinib em leucemias positivas para o cromossoma Filadélfia. N Engl J Med. 2013 Nov 7;369(19): 1783-96.

89. **Tanguy-Schmidt A, Rousselot P, Chalandon Y, Cayuela J-M, Hayette S, Vekemans M-C, et al.** Acompanhamento a longo prazo do estudo GRAAPH-2003 do Imatinib em doentes recém-diagnosticados com leucemia linfoblástica aguda positiva para o cromossoma Filadélfia De Novo: um estudo GRAALL. Biol Blood Marrow Transplant. 2013 Jan;19(1):150-5.

90. **Foa R, Vitale A, Vignetti M, Meloni G, Guarini A, De Propris MS, et al.** Dasatinib como tratamento de primeira linha para doentes adultos com leucemia linfoblástica aguda positiva para o cromossoma Filadélfia. Blood. 2011 Dec 15;118(25):6521-8.

91. **Benjamini O, Dumlao TL, Kantarjian H, O'Brien S, Garcia-Manero G, Faderl S, et al.** Ensaio de fase II de HyperCVAD e Dasatinib em doentes com leucemia linfoblástica aguda recidivante com cromossoma Filadélfia positivo ou leucemia mieloide crónica em fase blástica. Am J Hematol. 2014 Mar;89(3):282-7.

92. **Kim D-Y, Joo Y-D, Lim S-N, Kim S-D, Lee J-H, Lee J-H, et al.** Nilotinib combinado com quimioterapia multiagente para leucemia linfoblástica aguda Philadelphiapositive recentemente diagnosticada. Blood. 2015 Aug 6;126(6):746-56.

93. **Marks DI.** Treating the "Older" Adult With Acute Lymphoblastic Leukemia [Tratamento do adulto "mais velho" com leucemia linfoblástica aguda]. Hematology. 2010 Dec 1;2010(1):13-20.

94. **Popat U, Carrum G, Heslop HE.** Haemopoietic stem cell transplantation for acute lymphoblastic leukaemia. Cancer Treat Rev. 2003 Feb;29(1):3-10.

95. **Tavernier E, Boiron J-M, Huguet F, Bradstock K, Vey N, et al.** Resultado do tratamento após a primeira recaída em adultos com leucemia linfoblástica aguda inicialmente tratados pelo ensaio LALA-94. Leukemia. 2007 Sep;21(9):1907-14.

96. **Jamieson CHM, Amylon MD, Wong RM, Blume KG.** Allogeneic hematopoietic cell transplantation for patients with high-risk acute lymphoblastic leukemia in first or second complete remission using fractionated total-body irradiation and high- dose etoposide: a 15-year experience. Exp Hematol. 2003 Oct;31(10):981-6.

97. **Giebel S, Czyz A, Ottmann O, Baron F, Brissot E, Ciceri F, et al.** Utilização de inibidores da tirosina quinase para prevenir a recaída após o transplante alogénico de células estaminais hematopoiéticas em doentes com leucemia linfoblástica aguda com cromossoma Filadélfia positivo: Uma declaração de posição do Grupo de Trabalho

sobre Leucemia Aguda do: TKIs After AlloHSCT in Ph+ ALL. Cancer. 2016 Oct;122(19):2941- 51.

98. **Curran E, Stock W.** How I treat acute lymphoblastic leukemia in older adolescents and young adults (Como eu trato a leucemia linfoblástica aguda em adolescentes mais velhos e adultos jovens). Blood. 2015;125(24):3702-3710. Blood. 2015 Oct 8;126(15):1868-1868.

99. **Stock W et al.** Early Results from the Phase II C10403 Trial of Combination Chemotherapy for Older Adolescents and Young Adults with Newly Diagnosed ALL ASH 2014, abstract 796.

100. **Stock W, La M, Sanford B, Bloomfield CD, Vardiman JW, Gaynon P, et al.** O que determina os resultados para adolescentes e jovens adultos com leucemia linfoblástica aguda tratados em protocolos de grupos cooperativos? Uma comparação dos estudos do Children's Cancer Group e do Cancer and Leukemia Group B. Blood. 2008 Sep 1;112(5):1646-54.

101. **Boissel N, Auclerc M-F, Lheritier V, Perel Y, Thomas X, Leblanc T, et al.** Should Adolescents With Acute Lymphoblastic Leukemia Be Treated as Old Children or Young Adults? Comparação dos ensaios franceses FRALLE-93 e LALA-94. J Clin Oncol. 2003 Mar;21(5):774-80.

102. **de Bont JM, van der Holt B, Dekker AW, van der Does-van den Berg A, Sonneveld P, Pieters R.** Adolescents with acute lymphatic leukaemia achieve significantly better results when treated following Dutch paediatric oncology protocols than with adult protocols. Ned Tijdschr Geneeskd. 2005 Feb 19;149(8):400-6.

103. **Ramanujachar R, Richards S, Hann I, Goldstone A, Mitchell C, Vora A, et al.** Adolescentes com leucemia linfoblástica aguda: resultados dos ensaios nacionais britânicos em pediatria (ALL97) e em adultos (UKALLXII/E2993). Pediatr Blood Cancer. 2007 Mar;48(3):254-61.

104. **Usvasalo A, Raty R, Knuutila S, Vettenranta K, Harila-Saari A, Jantunen E, et al.** Acute lymphoblastic leukemia in adolescents and young adults in Finland. Haematologica. 1 de agosto de 2008;93(8):1161-8.

105. **Frikha I.** Evaluation du protocole EORTC 58951 modifie dans le traitement des leucemies aigues lymphoblastiques : A propos de 134 cas, These pour obtention de doctorat en medecine, SFAX, 2006.

106. **Kantarjian H, Coutre P le, Cortes J, Pinilla-Ibarz J, Nagler A, Hochhaus A, et al.** Estudo de fase 1 do INNO-406, um inibidor duplo da quinase Abl/Lyn, em leucemias positivas para o cromossoma Filadélfia após resistência ou intolerância ao imatinib. Cancer. 2010;NA-NA.

107. **Gambacorti-Passerini C, Kantarjian HM, Kim D-W, Khoury HJ, Turkina AG, Brttmmendorf TH, et al.** Eficácia e segurança a longo prazo do bosutinib em doentes com leucemia avançada após resistência/intolerância ao imatinib e a outros inibidores da tirosina quinase: Bosutinib in Patients with Advanced Leukemia. Am J Hematol. 2015 Sep;90(9):755-68.

108. **Maury S, Chevret S, Thomas X, Heim D, Leguay T, Huguet F, et al.**

Rituximab na leucemia linfoblástica aguda de adultos de linhagem B. N Engl J Med. 2016 Sep 15;375(11):1044-53.
109. **Thomas DA, O'Brien S, Faderl S, Garcia-Manero G, Ferrajoli A, Wierda W, et al.** A quimioimunoterapia com um regime modificado de Hiper-CVAD e Rituximab melhora o resultado na leucemia linfoblástica aguda de linhagem B de precursores negativos do cromossoma Filadélfia De Novo. J Clin Oncol. 2010 Aug 20;28(24):3880-9.
110. **Hoelzer D, Huettmann A, Kaul F, Irmer S, Jaekel N, Mohren M, et al.** A imunoquimioterapia com Rituximab melhora a taxa de RC molecular e o resultado em doentes com linhagem B CD20+ padrão e de alto risco; resultados de 263 doentes CD20+ estudados prospectivamente no estudo GMALL 07/2003. Blood. 2010 Nov 19;116(21):170.
111. **Kantarjian H, Stein A, Gokbuget N, Fielding AK, Schuh AC, Ribera J-M, et al.** Blinatumomab versus Quimioterapia para Leucemia Linfoblástica Aguda Avançada. N Engl J Med. 2017 Mar 2;376(9):836-47.
112. **Topp MS, Kufer P, Gokbuget N, Goebeler M, Klinger M, Neumann S, et al.** Terapia direcionada com o anticorpo Blinatumomab de células T de doença residual mínima refractária à quimioterapia em doentes com leucemia linfoblástica aguda de linhagem B resulta numa elevada taxa de resposta e sobrevivência prolongada sem leucemia. J Clin Oncol. 2011 Jun 20;29(18):2493-8.
113. **Martinelli G, Boissel N, Chevallier P, Ottmann O, Gokbuget N, Topp MS, et al.** Resposta Hematológica e Molecular Completa em Pacientes Adultos com Leucemia Linfoblástica Aguda Recidivante/Refractária com Cromossoma Filadélfia Positivo B-Precursor Após Tratamento com Blinatumomab: Resultados de um Estudo Multicêntrico de Fase II, de Braço Único. J Clin Oncol Off J Am Soc Clin Oncol. 2017 Jun 1;35(16):1795-802.
114. **Kantarjian HM, DeAngelo DJ, Stelljes M, Martinelli G, Liedtke M, Stock W, et al.** Inotuzumab Ozogamicin versus terapia padrão para leucemia linfoblástica aguda. N Engl J Med. 2016 Aug 25;375(8):740-53.
115. **Kantarjian H, Ravandi F, Short NJ, Huang X, Jain N, Sasaki K, et al.** Inotuzumab ozogamicin em combinação com quimioterapia de baixa intensidade para pacientes mais velhos com leucemia linfoblástica aguda negativa do cromossomo Filadélfia: um estudo de fase 2 de braço único. Lancet Oncol. 2018 Feb;19(2):240-8.
116. **Androulla MN, Lefkothea PC.** Terapia com células T CAR: uma nova era na imunoterapia do cancro. Curr Pharm Biotechnol. 2018 May 31;19(1):5-18.
117. **Davila ML, Riviere I, Wang X, Bartido S, Park J, Curran K, et al.** Eficácia e gestão da toxicidade da terapia com células T CAR 19-28z na leucemia linfoblástica aguda de células B. Sci Transl Med. 2014 Feb 19;6(224):224ra25-224ra25.
118. **Gokbuget N.** Como trato os doentes idosos com LLA. Blood. 2013 Aug 22;122(8):1366-75.
119. **Go kbuget N.** Tratamento de pacientes idosos com leucemia linfoblástica aguda. Hematologia. 2016 Dez 1;2016(1):573-9.

120. **O'Brien S, Thomas DA, Ravandi F, Faderl S, Pierce S, Kantarjian H.** Results of the hyperfractionated cyclophosphamide, vincristine, doxorubicin, and dexamethasone regimen in elderly patients with acute lymphocytic leukemia. Cancer. 2008 Oct 15;113(8):2097-101.

121. **Goekbuget N, Beck J, Brueggemann M, Burmeister T, Buss EC, Frickhofen N, et al.** A quimioterapia intensiva moderada, incluindo a profilaxia do SNC com citarabina lipossómica, é viável e eficaz em doentes mais velhos com leucemia linfoblástica aguda (LLA) com Ph negativo: resultados de um ensaio prospetivo do German Multicenter Study Group for Adult ALL (GMALL). Blood. 2012 Nov 16;120(21):1493.

122. **Rousselot P, Coude MM, Gokbuget N, Gambacorti Passerini C, Hayette S, Cayuela J-M, et al.** Dasatinib e quimioterapia de baixa intensidade em doentes idosos com LLA positiva para o cromossoma Filadélfia. Blood. 2016 Aug 11;128(6):774- 82.

123. **Ottmann OG, Wassmann B, Pfeifer H, Giagounidis A, Stelljes M, Dtthrsen U, et al.** Imatinib comparado com quimioterapia como tratamento de primeira linha de doentes idosos com leucemia linfoblástica aguda positiva para o cromossoma Filadélfia (Ph+ALL). Cancer. 2007 May 15;109(10):2068-76.

Apêndice 1: Protocolo GRAALL 2003.

INDUÇÃO: comum aos grupos RS e ER		
Dexametasona	6mg/m2	D1 - D14 e depois D21 a D28
Vincristina	1,5mg/m2	D8 - D15 - D22 - D29
Daunorrubicina	45mg/m2 em 4H IVP	D8, D9 e D15, D16
PL	triplo	D1, D8 e D15, D22
L-Asparaginase	6000U1/m^2	J11,J14, J17,J20, J23, J26
G-CSF		de D17
Grupo de risco standard		
Cura IB: Teoricamente inicia-se entre D36 - D45, se RC com PNN>1000 /mm3 e Pq>100 000 /mm3		
Citarabina	75mg/m2	J3-6, 10-13, 17-20, 24-27
6-mercaptopurina	60mg/m2	J1-28
PL triplo		J3, 17
Ciclofosfamida	1 g/m^2	J1, J28
Mesna	1g/m2/d em 3 injecções	J1, J28
Tratamento intermédio: Começa 14 dias após o fim do tratamento IB * Se WBC>1500/mm3, PNN>500/mm3 e Pq>50 000/mm3		
6-mercaptopurina	25mg/m^2	J1 a 56
Metotrexato	5g/m^2	D8, D22, D36, D50
PL	triplo	J9, J23, J37, J51
Ácido folínico	^{2}25 mg/m por os ou IV a cada 6H/12 injecções	
Reindução II A: Inicia-se 14 dias após o fim do tratamento intermédio *Com leucócitos> a 1500/mm3, PNN>500/mm3 e Pq>50 000/mm3		
Dexametasona	6mg/m^2	J1 a 21
Vincristina	^{2}1,5g/m (máx. 2mg)	D8, D15, D22, D29
Adriamicina	30mg/m^2	D8, D15, D22, D29
L-Asparaginase	6000 UI/m^2	D8, D11, D15, D18
Reconsolidação II B		
Citarabina	^{2}75 mg/m IV em bolus	J 38 a 41; J45 a J48
6- mercaptopurina	60mg/m^2	J 36-49
PL triplo		J 38 e J 49
Ciclofosfamida	1 g/m^2	J 36
Mesna	^{2}1 g/m em 3 injecções	J 36
Radioterapia do encéfalo: numa dose de 18 Gy até C2 (no início do tratamento de manutenção) sob purinetol sem MTX, hemograma controlado uma vez por semana.		
Tratamento de manutenção: A iniciar 14 dias após o fim do protocolo II A sua duração é de 112 semanas (24 meses) divididas em períodos de 70 dias (10 semanas).		
Purinetol	^{2}50 mg/m por via oral	J1 a J70
Metotrexato	^{2}20 mg/m / semana por via oral	J1 a J70
PL	triplo	De 2 em 2 meses
Oncovin	^{2}1,5 mg/m /d IV (máx. 2 mg/injeção)	J57 e J63
Dexametasona	^{2}6mg/m /d IV	J57>J63
Grupo de alto risco		
B1: BLOCO ARA-C (bloco 1 e 4) Antes de cada bloco: CBC: WBC> 2000, PNN> 500, Pq>		

100 000, ASAT/ ALAT/BilT + C/Ph Alc, creatininemia		
Aracytin	^{2}g/m de manhã e à noite IV (3h)	J1 e J2
Dexametasona	10 mg/12h	J1 e J2
L-Asparaginase	10.000 UI/m^2	J3
GCSF	1 fl/J SC	J7a J13
B2 : BLOCO MÉTODO (blocos 2 e 5)		
Vincristina	2 mg dose total	J1
Metotrexato	3 g/ m^2	D1 com recuperação de ácido folínico
L-Asparaginase	10.000 UI/m^2	IV a J3
Purinetol	60 mg/m^2	J1 a J7
GCSF	1fl/J SC	J8a J13
PL	triplo	J2
B3 : BLOCO Endoxan (blocos 3 e 6)		
Ciclofosfamida	500 mg/ m2, IV (3 h)	J1 e J2
Etoposido (VP16)	75 mg/m2	J1 e J2
Metotrexato	25 mg/m2	J1
GCSF de	1 fl/J SC	J13 até PN>1000/ m^3
PL	triplo	J2

Reindução **II A:** Começa 14 dias após o fim do tratamento intermédio
*Com WBC> a 1500/mm3, PNN>500/mm3 e Pq>50 000/mm^3

Dexametasona	6 mg/m2	J1-21
Vincristina	1,5 g/m2 (máx. 2mg)	J8, 15, 22, 29
Adriamicina	30 mg/m2	J8, 15, 22, 29
L-Asparaginase	6000 UI/m2	J8, 11, 15,18
Reconsolidação II B		
Citarabina	75 mg/m2 IV em bolus	J 38-41; J45 a J48
6- mercaptopurina	60 mg/m2	J 36-49
PL triplo		J 38
Ciclofosfamida	1 g/m2	J 36
Mesna	1 g/m2 em 3 injecções	J 36

Blocos B1 - B2 - B3 com 15 dias de intervalo

Radioterapia do encéfalo: numa dose de 18 Gy até C2 (no início do tratamento de manutenção) sob purinetol sem MTX, hemograma controlado uma vez por semana.

Tratamento de manutenção: A iniciar 14 dias após o fim do protocolo II
A sua duração é de 112 semanas (24 meses) divididas em períodos de 70 dias (10 semanas).

Purinetol	^{2}50 mg/m por via oral	J1 a J70
Metotrexato	^{2}20 mg/m / semana por via oral	J1 a J70
PL	triplo	De 2 em 2 meses
Oncovin	^{2}1,5 mg/m /dia IV (máx. 2mg/injeção)	J57 e J63
Dexametasona	^{2}6 mg/m /d IV	J57>J63

Após os 6 períodos de 70 dias (60 semanas), os doentes receberão apenas purinetol e metotrexato por via oral durante um total de 112 semanas.

Se o dador for compatível com HLA e a idade for inferior a 40 anos: Três blocos B1 - B2 - B3 e depois aloenxerto

- Se SNC+, radioterapia do encéfalo a C2
- Podem ser administrados um a dois cursos de espera de MTX-Aspa com 15 dias de intervalo:

^{2}MTX: 1,5 g/m D1 infundido durante 3 horas Asparaginase: 10.000 U/m2 D2

Apêndice 2: Protocolo GRAALL 2005

Indução: comum aos grupos RS e RE		
Dexametasona	6 mg/m^{2}	D1 - D14 e depois D21 a D28
Vincristina	1,5 mg/m^{2}	D8 - D15 - D22 - D29
Daunorrubicina	^{2}45 mg/m em 4H PIV	D8, D9 e D15, D16
PL	**triplo**	D1, D8 e D15, D22
L-Asparaginase	6000U1/m^{2}	J11,J14,J17,J20,J23, J26
Endoxan	^{2}500 mg/m em 1H PIV	D8 e D15
G-CSF		de D17
Se a remissão falhar: tratamento corretivo		
Idarrubicina	12 mg/m^{2}	J1 a J3
Aracytin	^{2}2000 mg/m de manhã e à noite, IV (3h)	de J1a J4
G-CSF	^{2}150 pg/m /d	J9 para recuperação granular
Grupo de risco standard		
Cura IB: Teoricamente inicia-se entre D36 - D45 Se RC com PNN>1000 /mm3 e Pq>100 000/mm^{3}		
Citarabina	75 mg/m^{2}	J3-6, 10-13, 17-20, 24-27
6-mercaptopurina	60 mg/m^{2}	J1-28
PL triplo		J3, 21
Ciclofosfamida e	1 g/m^{2}	J1, 28
Mesna	1g/m2/d em 3 injecções	J1, 28
^{33}**Tratamento intermédio**: Começa 14 dias após o fim do tratamento IB * Se WBC>1500/mm , PNN>500/mm e Pq>50 000/mm^{3}		
6-mercaptopurina	25 mg/m^{2}	J1-56
Metotrexato	5 g/m^{2}	J8, 22, 36, 50
PL	triplo	J9, 23, 37, 51
Ácido folínico	25 mg/m2 por os ou IV a cada 6H/12 injecções	
^{33}**Reindução II A:** Início 14 dias após o parto *Com leucócitos> a n de tratamento intermédio 1500/mm , PNN>500/mm el Pq>50 000/mm^{3}		
Dexametasona	6 mg/m^{2}	J1-21
Vincristina	^{2}1,5 g/m (máx. 2mg)	J8, 15, 22, 29
Adriamicina	30 mg/m^{2}	J8, 15, 22, 29
L-Asparaginase	6000 UI/m^{2}	J8, 11, 15,18
Reconsolidação II B		
Citarabina	^{2}75 mg/m IV em bolus	J 38-41; J45 a J48
6- mercaptopurina	60 mg/m^{2}	J 36-49
PL	triplo	J 38
Ciclofosfamida	1 g/m^{2}	J 36
Mesna	^{2}1 g/m em 3 injecções	J 36
Radioterapia do encéfalo: numa dose de 18 Gy até C2 (no início do tratamento de manutenção) sob purinetol sem MTX, hemograma controlado uma vez por semana.		
Tratamento de manutenção: A iniciar 14 dias após o fim do protocolo II A sua duração é de 112 semanas (24 meses) divididas em períodos de 70 dias (10 semanas).		
Purinetol	^{2}50 mg/m por via oral	J1 a J70
Metotrexato	^{2}20 mg/m / semana por via oral	J1 a J70

PL	triplo	De 2 em 2 meses
Oncovin	·1,5 mg/m /dia IV (máx. 2mg/injeção)	J57 e J63
Dexametasona	·6 mg/m /d IV	J57>J63
Grupo de alto risco		
B1: BLOCO ARA-C (bloco 1 e 4) Antes de cada bloco: CBC: WBC> 2000, PNN> 500, Pq> 100 000, ASAT/ ALAT/BilT + C/Ph Alc, creatininemia		
Aracytin	·2g/m de manhã e à noite IV (3h)	J1 e J2
Dexametasona	10 mg/12h	J1 e J2
L-Asparaginase	10.000 UI/m²	J3
GCSF	1 fl/J SC	J7a J13
B2 : BLOCO MÉTODO (blocos 2 e 5)		
Vincristina	2 mg dose total	J1
Metotrexato	3 g/ m²	D1 com recuperação de ácido folínico
L-Asparaginase	10.000 UI/m²	IV a J3
Purinetol	60 mg/m²	J1 a J7
GCSF	1fl/J SC	J8a J13
PL	triplo	J2
B3 : BLOCO Endoxan (blocos 3 e 6)		
Ciclofosfamida	500 mg/ m2, IV (3 h)	J1 e J2
Etoposido (VP16)	75 mg/m2	J1 e J2
Metotrexato	25 mg/m2	J1
GCSF de	1 fl/J SC	J13 até PN>1000/ m³
PL	triplo	J2
Reindução **II A:** Começa 14 dias após o fim do tratamento intermédio *Com WBC> a 1500/mm3, PNN>500/mm3 e Pq>50 000/mm³		
Dexametasona	6 mg/m2	J1-21
Vincristina	1,5 g/m2 (máx. 2mg)	J8, 15, 22, 29
Adriamicina	30 mg/m2	J8, 15, 22, 29
L-Asparaginase	6000 UI/m2	J8, 11, 15,18
Reconsolidação II B		
Citarabina	75 mg/m2 IV em bolus	J 38-41; J45 a J48
6- mercaptopurina	60 mg/m2	J 36-49
PL triplo		J 38
Ciclofosfamida	1 g/m2	J 36
Mesna	1 g/m2 em 3 injecções	J 36
Blocos B1 - B2 - B3 com 15 dias de intervalo		
Radioterapia do encéfalo: numa dose de 18 Gy até C2 (no início do tratamento de manutenção) sob purinetol sem MTX, hemograma controlado uma vez por semana.		
Tratamento de manutenção: A iniciar 14 dias após o fim do protocolo II A sua duração é de 112 semanas (24 meses) divididas em períodos de 70 dias (10 semanas).		
Purinetol	·50 mg/m por via oral	J1 a J70
Metotrexato	·20 mg/m / semana por via oral	J1 a J70
PL	triplo	A cada 2 meses
Oncovin	·1,5 mg/m /dia IV (máx. 2mg/injeção)	J57 e J63
Dexametasona	·6 mg/m /d IV	J57>J63

Após os 6 períodos de 70 dias (60 semanas), os doentes receberão apenas purinetol e metotrexato por via oral durante um total de 112 semanas.
Se o dador for compatível com HLA e a idade for inferior a 50 anos: Três blocos B1 - B2 - B3 e depois aloenxerto - Se SNC+, radioterapia do encéfalo a C2 - Podem ser administrados um a dois cursos de espera de MTX-Aspa com 15 dias de intervalo: MTX: 1,5 g/m D1 infundido durante 3 horas Asparaginase: 10.000 U/m2 D2

Apêndice 3: Protocolo GRAAPH 2005

Indução		
Dexametasona	6 mg/m /d em 2 injecções, IV	D1 - D14 e depois D21 - D28
Oncovin	1,5 mg/m /d (máx. 2mg/d)	D8, D15, D22 e D29
Imatinib	800 mg PO	J1 a J28
PL triplo	Metotrexato 15 mg, Aracytine 40 mg, HC 15 mg	D1, D8 e D15
Neupogénio	5 Hg/kg/d	até PN >1000/mm3.
Avaliação após o tratamento de indução : Deve ser efectuado um mielograma informativo pós-indução no dia 29 deste primeiro ciclo de tratamento, com um intervalo de 48 horas entre a última injeção de Neupogen e a realização deste mielograma, independentemente do nível de plaquetas. -Cariótipo de controlo. A avaliação da doença BCR-ABL residual pós-indução deve ser efectuada nesta altura, na medula óssea, antes de iniciar o tratamento de consolidação (se transcrição do tipo BCR-M).		
Cura de consolidação :		
Metotrexato	1000 mg/m em perfusão durante 3 horas	J1, recuperação com ácido folínico
Aracytin	3000 mg/m /12h, IV (durante 2h)	J2 e J3
Imatinib	800 mg PO,	J1 a J14
PL	triplos	J2
Neupogénio	5 Hg/kg/J	D9 até PN >1000/mm3
Avaliação da resposta após indução e consolidação : **Deve ser efectuado um mielograma pós-consolidação no 21° dia da cura de consolidação, assim que a contagem de PNN > 1000/mm3 e a contagem de plaquetas > 100.000/mm3, permitindo sempre 48 horas entre a última injeção de Neupogen e a realização deste mielograma.** **-Avaliação citogenética.** **Avaliação da doença residual na medula óssea se o tipo M-BCR for transcrito.**		
Se idade < 50 anos e dador compatível com HLA		
Interfase pré-transplante: consiste em 2 ciclos idênticos que combinam Imatinib (a 600 mg/d), mëthotrexate e 6-mercaptopurina, bem como uma LP tripla, de acordo com o seguinte esquema:		
Metotrexato	25 mg/m PO	J1e J8
6-mercaptopurina	25 mg/m , PO	D1 a D14 de cada ciclo
Imatinib	600 mg PO	J1 a J14

PL	triplo	J1
Enxerto alogénico : O condicionamento combina classicamente : *ICT:* 10 Gy em dose única com proteção pulmonar superior a 8 Gy ou 12 Gy em 6 fracções com proteção pulmonar superior a 8 ou 10 Gy. *Ciclofosfamida*: 60mg/kg em dois dias consecutivos. Profilaxia da GVH: combinação de ciclosporina A e metotrexato em D1, D3, D8 +/-D11.		
Doentes não elegíveis para transplante alogénico: entrevista Imatinib-Hyper CVAD		
Curas 3/5/7		
Vincristina	2 mg IVL	J11
Adriamicina	50 mg/m^2	J4
Ciclofosfamida	^{2}300 mg/ m /12h	J1, J2, J3
Dexametasona	40 mg	D1 a D4 e D12 a D15
Imatinib	600 mg/d	J1 a J14
PL	triplo	(apenas na cura 3)
NEUPOGÉNIO	^{5} gg/kg/^{J}	de D15.
Curas 4/6/8		
Metotrexato	^{2}1 g/m em PIV durante 3h	J1, resgate com 1 ácido folínico
Aracytin	^{2}3 g/m /12h	J2, J3
Imatinib	600 mg/d	J1 a J14
PL	triplo	
NEUPOGÉNIO	$^{5/}$P g kg^J	^{3}de J9 a PN >1000/mm .
Manutenção		
Imatinib 600mg/d PO, diariamente, com reindução mensal de VCR-PND: Vincristina 2mg IV uma vez/mês, D1; Prednisona 200mg/d uma vez/mês, D1 a D15. Nos meses 6 e 13, este tratamento foi substituído por dois novos cursos de lmatinib hiper CVAD, idênticos aos cursos 6/8 (no mês 13). bcr-abl (se m BCR) ou quantitativo (se M BCR)/ 3 meses.		

-Radioterapia do encéfalo :

*18Gy até C2 no início do tratamento de manutenção, com purinetol 25g/m2/d sem MTX, hemograma verificado uma vez por semana.

*Campo de radiação: 2 campos laterais, massa facial (proteção ocular), base do crânio+C1+C2.

-Tratamento curativo das meninges :

LPs triplos: duas vezes por semana até à normalização, depois de acordo com o protocolo

Radioterapia do encéfalo :

*Se não houver indicação para transplante alogénico: 24 Gy em 10 sessões até C2, 5 sessões por semana, no início do tratamento de manutenção, sob purinetol sem MTX, controlo do hemograma 1x/semana.

*Se for indicado um aloenxerto, esta irradiação é efectuada antes do aloenxerto numa dose de 15Gy em 10 sessões, 5 sessões por semana + purinethol 25 mg/m2/d per os.

Apêndice 4: Classificação da OMS da toxicidade hematológica.

Toxicidade	Grau 0	Grau 1	Grau 2	Grau]	Grau 4
Hemoglobinas (Hb| W=13ifIj/d	>11	<LIN-10,0g/dL	<10,0-11,0 d/<fl	<8,0-6,5g/dL	<6,5g/dL
Leucócitos VN=4D00a10000	>4000	< LIN - 3000 / mm[1]	< И ■ 2000 /mm[1]	<2000-1000/mm[1]	< 1000 /mm[3]
Polinúcleos de neutrófilos VN="	>2000	< LIN- 1500 /mm[1]	< 1500-1000 /mm[1]	< 1000 - 500 /mm[1]	< 500 / mm[1]
Inserções VN = 15.000 a 400.000	> 100 000	<UN-75000/mm3	<75.000 - 50.000/mm3	< 50.000 - 25.000/mm]	<25.000/ mm]
Hemorragia	Ausências	Petéquias	Moderado	Médias	Importante
LIN: Limite inferior ao normal					

Anexo 5: Diagrama do nosso estudo.

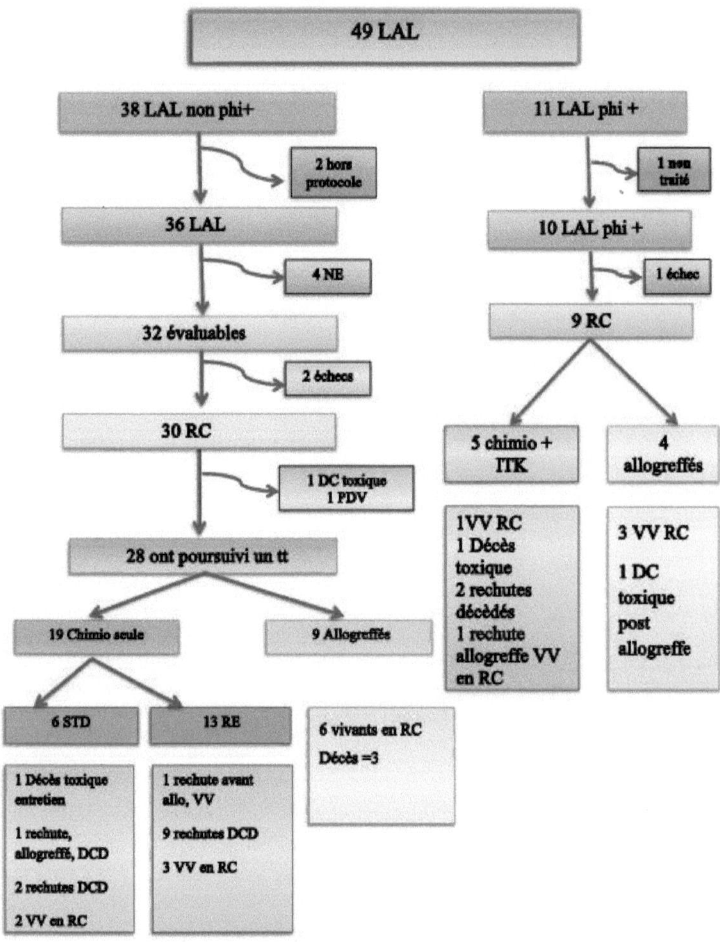

RESUMO

Problema: Registaram-se progressos significativos no tratamento da LLA em crianças. No entanto, os resultados nos adultos são ainda insatisfatórios. A adaptação dos protocolos actuais aos factores de prognóstico melhorou os resultados terapêuticos. No entanto, os nossos resultados são menos encorajadores.

Objetivo do estudo: O objetivo deste estudo é avaliar os resultados dos protocolos GRAALL e GRAAPH no tratamento da LLA do adulto e propor um algoritmo de estratificação e terapêutica adaptado aos factores de prognóstico válidos nos nossos doentes.

Métodos: O nosso estudo é retrospetivo. Incluiu adultos seguidos por LLA diagnosticada entre janeiro de 2004 e dezembro de 2015 e tratados de acordo com os protocolos GRAALL e GRAAPH no Departamento de Hematologia do Hospital Universitário Hedi Chaker em Sfax. Estudámos as caraterísticas diagnósticas, os resultados terapêuticos, a evolução e os factores de prognóstico da nossa população.

Resultados e Discussão: Foram incluídos 49 doentes, com um rácio de 0,88 entre os sexos. A idade mediana foi de 42 anos, sendo que 55% dos nossos doentes tinham mais de 40 anos. A hiperleucocitose >30 G/l foi observada em 28% dos casos. Em 65% dos casos os doentes eram LLA-B, em 33% LLA-T e em 2% bifenotípicos. A cariotipagem foi conclusiva em 70% dos casos, 51% dos quais apresentavam anomalias citogenéticas. A corticorresistência e a quimiorresistência foram observadas em 11% e 17% dos casos, retrospetivamente. A taxa global de RC foi de 93% para a LLA não phi+ e de 90% para a LLA phi+, com taxas de insucesso de 5% e 10%, respetivamente. 50% dos nossos doentes com LLA não phi+ recaíram durante o seguimento, em comparação com 33% dos nossos doentes com LLA phi+. O transplante alogénico de medula óssea melhorou significativamente a OS, a ESRD e a RFS em doentes não phi+.

Conclusão: A adaptação da terapêutica requer certamente a consideração da doença residual, a introdução de Rituximab, a intensificação para os casos de alto risco e, porque não, para a LLA phi+ com indicações alogénicas e sem dador compatível, a introdução do autotransplante de medula óssea, que será brevemente praticado no nosso serviço.

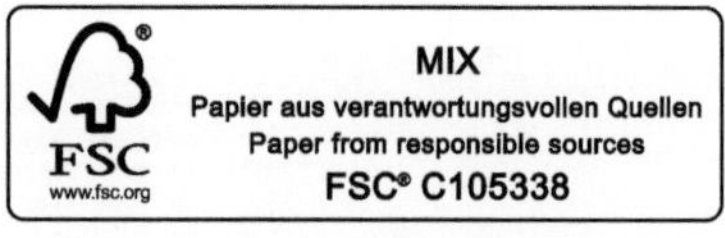

Printed by Books on Demand GmbH, Norderstedt / Germany